少食生活

吃少一點，變瘦一些，活久一點，
讓頭腦與身體
都變年輕的活力飲食法

著
石黑成治

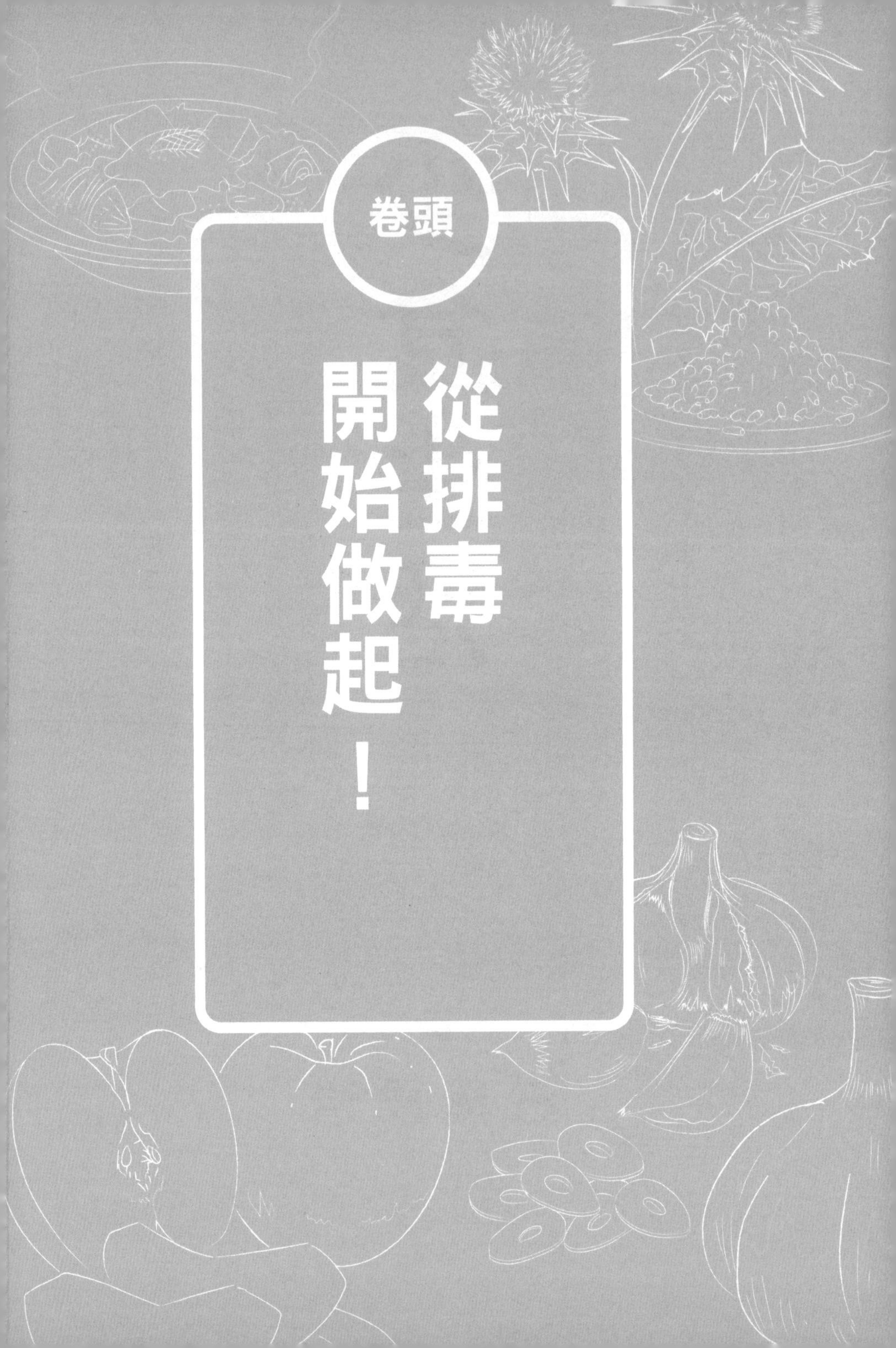

卷頭

從排毒開始做起！

因為肝臟二十四小時都在進行排毒的作業，所以對於時時刻刻都在工作的肝臟，我們偶爾也需要好好慰勞一下才行。

但我並不推薦服用任何號稱「能輔助肝功能」的特殊營養補充品。首先要做的應是限制食量，減少會伴隨消化所產生的代謝作用，並多吃能提升肝功能的蔬菜、水果以及草本茶。

1

蘋果

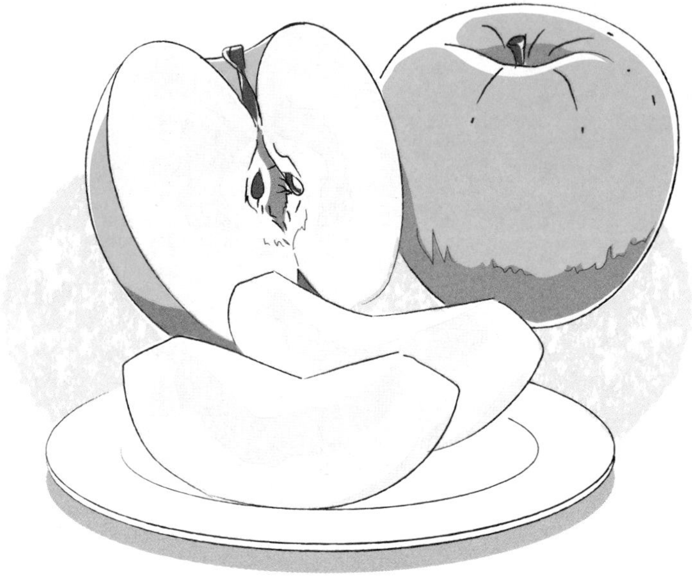

蘋果中富含膳食纖維——果膠，促使益生菌大量增殖（或稱為「益生元」），幫助人們修復腸漏症的問題，改善腸內環境。

此外，益生菌還具有從腸中吸收水銀和鉛等重金屬，並將其排出體外的功用。

只要能減少腸內的毒素，肝臟就能管理好毒素的負荷量，進而更有效淨化殘存在人體內的毒素。

另外，像「原花青素」和「槲皮素」等蘋果裡所含的多酚，還具有能抑制發炎的效果。

2

甜菜

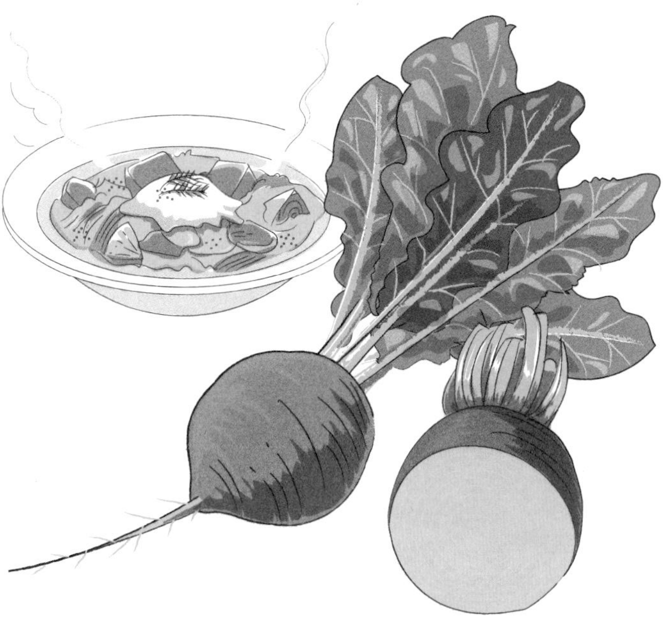

甜菜裡的「甜菜紅素」色素，能夠提供硝酸鹽和抗氧化物質。甜菜紅素除了可以維護心臟的健康，還具有強大的抗發炎作用。
在動物實驗中已經發現，甜菜汁可以**減輕肝臟受損**，激發動物體內解毒酵素的活性。

3

大蒜

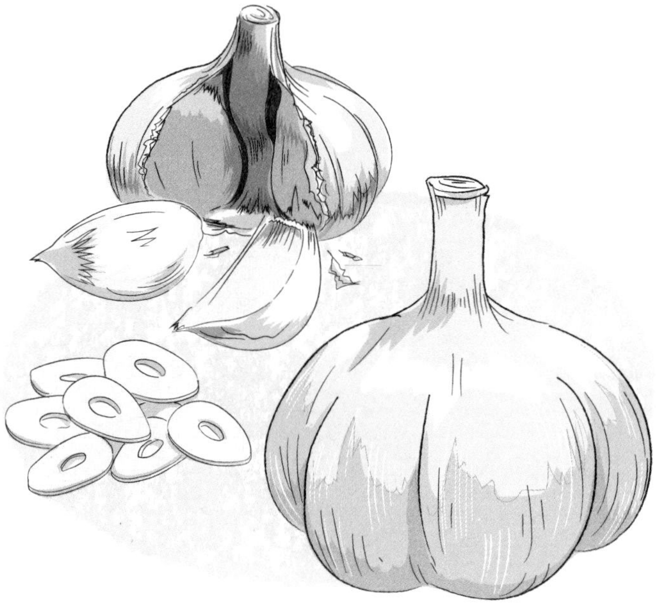

大蒜從西元前就被人類視為重要的藥物，時至今日，針對大蒜是否對不同疾病具有預防或治療效果的實驗及臨床報告，依然在進行中。

把大蒜切碎後會產生「大蒜素」這種物質，它是大蒜主要的活性化合物。**大蒜素具有強大的抗氧化作用**，能夠保護肝細胞。食用大蒜除了可以預防脂肪肝，另有研究報告顯示，每週食用兩次以上的大蒜還能預防肝癌。

4

橄欖油

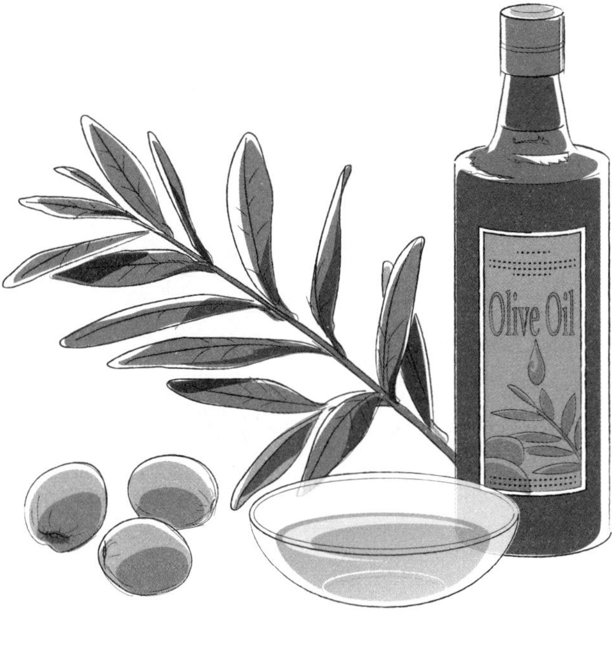

橄欖油富含能提供抗氧化作用的多酚，具有抗發炎及抗癌的功用，有益人體健康。

橄欖油普遍使用在被歐美人士視為理想飲食型態的「地中海飲食」裡。因為在橄欖油的脂質中，屬於單元不飽和脂肪酸的「油酸」占比高達百分之八十三，因此橄欖油被認為是不容易氧化的健康脂質。目前已有研究顯示，第二型糖尿病患者如果把飲食改以橄欖油為主，就能有效改善脂肪肝。

5

奶薊

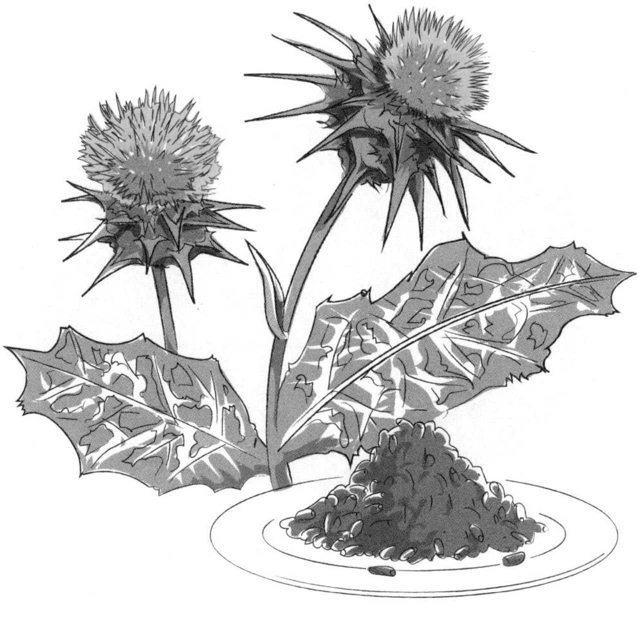

奶薊也稱為水飛薊（Silybum Marianum），這種植物裡的**水飛薊素**具有抗氧化、抗病毒以及抗發炎的作用。另外，水飛薊素還能增加肝臟內「穀胱甘肽」的量，而穀胱甘肽是在解毒上扮演重要角色的抗氧化物質。

奶薊除對肝臟和膽囊相關的疾病有療效外，也是可用來治療被蛇咬傷，及保護肝臟免受酒精或其他環境毒素傷害的傳統藥草。

因為奶薊具有上述功效，目前已應用在保護肝臟上，免受慢性肝炎、酒精性肝炎和肝硬化之苦，效果備受期待。

6

肝臟排毒飲料

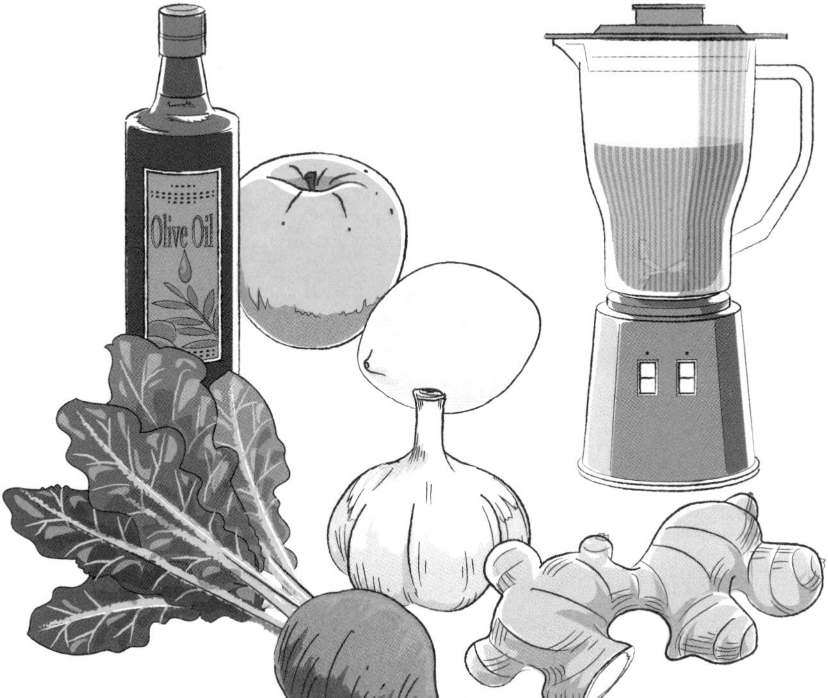

◀作法見下頁

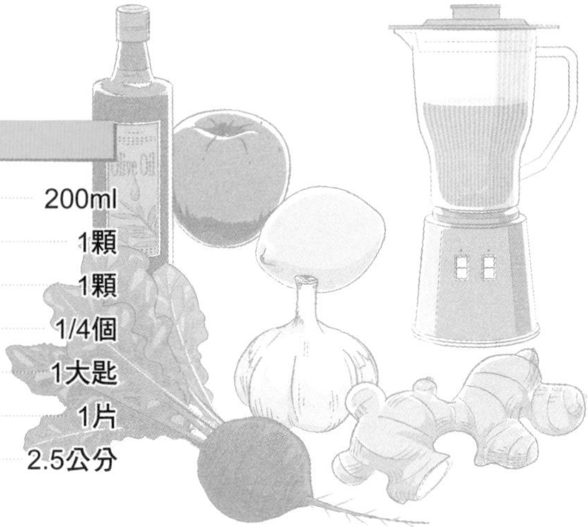

肝臟排毒飲料

水	200ml
蘋果	1顆
檸檬	1顆
甜菜	1/4個
橄欖油	1大匙
大蒜	1片
薑	2.5公分

請於吃完晚飯後間隔十二小時，在隔天早上起床後飲用排毒飲料。排毒飲料利用蘋果汁能促進膽汁分泌的作用，可以把肝臟裡的代謝物迅速全都排入膽汁裡。白天可只飲用蘋果和甜菜汁，藉由不進食的方式來讓腸道好好休息一下。另外，除了以奶薊的種子製成的花草茶外，飲用牛蒡茶或蒲公英（蒲公英的根部）茶等具有保護肝臟效果的飲品，更能提升排毒的效果。

第二天早上在喝相同的肝臟排毒飲料時，要多加兩大匙橄欖油。

第三天時，請在飲料中加入三大匙橄欖油。以上述的方式，連續喝三天肝臟排毒飲料。

因為肝臟排毒飲料中含有生大蒜，為避免口腔氣味讓人困擾，請各位利用不需和他人碰面的連續三天，來執行這項作業。

對於吃進生大蒜會感到反胃的人，可以先喝一杯加入車前草粉的水，待二十分鐘後，再飲用肝臟排毒飲料。

另外還有一種肝臟排毒的做法，是在斷食十八個小時之後，每隔十五分鐘食用一大匙橄欖油和檸檬汁，重複這個步驟八次，共計能攝取一百二十ml的橄欖油。

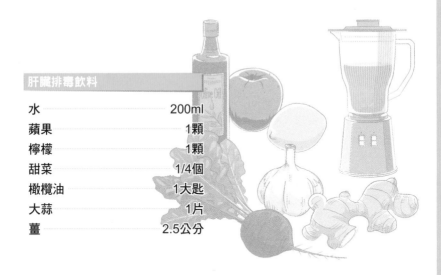

目次

第2章 排毒的重要性

第3章 如何安排進食的時間和次數

第4章 實踐少食生活

第5章 知足的生活

飯吃八分飽，
醫生不用找。

前言

從「不健康的生活」到「實踐少食生活」的心路歷程

吃飯一定吃到撐，吃飽後立刻倒頭就睡，這是我在四十五歲前的飲食生活狀態。

外科醫師的生活比人們想像中還要辛苦，作息也不正常。有時從早上開始進行的手術，到結束時已經是晚上九點左右，等回到家更是深夜了，然後才吃晚飯和睡覺。因為在用餐的過程中會感到很睏，所以我幾乎每天都上演邊吃邊睡的戲碼。

由於我是在吃得飽飽的狀態下入睡，所以隔天早上胃通常都還很脹，吃不下任何東西，於是只喝一杯黑咖啡就去上班。而且我從小學起就沒有吃早餐的習慣，**所以一直認為自己適合早上不進食的生活**。

然而事實上，我會在手術開始或病人看診前，先買一些甜點（大福、最中[1]等）來吃。因為醫院裡有便利商店，所以我還會在手術和工作之間的空檔，購買甜點和果汁果腹。這樣的生活型態維持了很長一段時間。

我在前著《吃不胖的免疫力飲食法》中，曾向各位讀者介紹過斷食。「Fasting」這個英文單字在日語中通常翻譯成漢字的「断食」。但當人們一聽到「斷食」時，很可能腦海中浮現的，是西藏的僧侶們連續好幾天不吃東西也不喝水，一心一意潛心修練，以求開悟的苦行。

但其實**斷食是一邊攝取人體所需的營養素，並限制吃進固體食物的一種飲食策略**。對人類來說，水、維生素以及礦物質是維持生命所需最低限度的營養素，脂質和蛋白質，也可以藉由非固體的食物來攝取。而在斷食所攝取的物質中，並未包含醣類。因為若在斷食中加入醣，就無法達到改善胰島素阻抗以及對醣依存的功效。**我至今仍無法忘記，在執行不吃固體食物時，那種身體的疲勞感消失，以及重拾大腦靈敏度的感覺**。

人們往往在失去了某個東西後，才會察覺到它的重要，**然而如果失去的是健康，因為無形、看不到，所以人們並不會意識到它的重要性**。

1　最中和大福都是傳統的日式甜點（和菓子），前者是在兩片餅皮裡包紅豆餡的甜點，後者則是像包餡的麻糬。

試著做年輕時能完成的運動，才發現身體已經大退步；只要吃完肉，就會覺得消化不良；睡姿不良導致睡眠時間縮短，以及夜裡經常爬起來上廁所……等，以上這些現象，人們多半習慣用「上了年紀」來解釋，**但許多人的身體年齡其實比實際年齡更顯老**。

我認為會**引起「老化」的主要原因就在於吃太多了**。**就在我開始執行不過量飲食的生活之後，身體發生了巨大的改變**。

直到現在，為了持續少食生活而進行的間歇性斷食，仍是我最關心的事。

所謂的間歇性斷食，是指將一天中攝取和不攝取固體食物的時間區分開來的飲食方式。固體食物只能在指定的時間內食用，一天之中通常**不進食的時間達十六小時以上**。在不進食的時間，因為只喝水而不吃任何固體食物。想當然耳，這麼做之後，食量自然就變少了。

本書以「**節食**」，亦即規律的飲食為重點，針對這個健康主題進行探討。在書裡，我把**「實踐有節制的飲食生活」稱為「少食生活」**。

自古以來，就有許多勸誡人們不應該吃太多的文字資訊流傳下來，例如日本江戶時代的儒學者兼漢方醫師貝原益軒，在他所著的《養生訓》中就有提到過度飲食對人體會產生危害，「就算碰到珍稀或美味的食物，還是該吃到八、九分飽就打住，因為吃撐了到頭來只會釀成災難。」益軒對食慾這件事一直很謹慎，他認為不懂得節制飲食的人就會生病。

另一方面，十六世紀的義大利貴族路易吉．克納羅（Luigi Cornaro），也在他所著的《無病法》一書中，說明節食對健康的影響。

而在中國的醫書經典《黃帝內經》以及印度古代醫學阿育吠陀中，也記載了過度飲食的壞處。

實踐少食如果確實為自己帶來益處，或許會很容易讓人們相信「能盡量不吃就是件好事」這種論點。然而，該攝取什麼營養、過怎麼樣的生活等，如果沒經過明確的規劃，就算只是一味減少食量，絕大多數的人到最後，還是會在欲望面前敗下陣來。只要累積了一點壓力就會去大啖甜食，結果到頭來仍是回到原來的生活方式。

若是做不到攝取人體所需的營養、做運動來維持肌力、確保充足的睡眠時間、過著沒有壓力的生活等，那麼少食生活是很難維持下去的。

本書想和各位讀者分享的是：「一位本來吃飯一定吃到撐，吃飽後倒頭就睡，過著極不健康生活的醫師，藉由改善自己的生活方式，開始實踐少食生活，並找到了持之以恆的方法。」

現代人的食欲，因持續受到來自電視、雜誌以及網路內容的刺激，所以很容易受影響，在不知不覺中陷入過食的狀態。

儘管很多人都聽過「飯吃八分飽，醫師不用找」這句話，但真正能理解規律飲食帶來好處的人，其實是鳳毛麟角。而且就算明白這句話的涵義，與其選擇控制欲望以求延年益壽，人們更喜歡把「人生苦短，還是放飛自我，隨心所欲過生活比較好」作為放縱自己的藉口。我希望藉由提倡「少食生活」，為大家帶來幸福的生活。

討厭變化是人類的天性。在執行「不吃」的生活一陣子之後，大腦中會產生慾望的部位，就會下達更強烈地希望人們去進食的指令。此外，腸道內的共生生物（腸內菌），也會刺激人們去多吃點東西。

我認為，雖然許多人會下定決心要少吃點東西，但最後往往會恢復到原本的生活型態。然而這絕非因為個人的意志薄弱，所以無法堅持下去所致。

附帶一提，本書最後還收錄了參加由我指導的「健康教室」的學員們，在實踐

「少食生活」後，人生產生改變的心得分享，請各位讀者務必一讀。

最後，感謝閱讀本書的各位讀者，希望藉由實踐「少食生活」，大家都能掌握自己的人生，享受富足的生活。

第1章

少食生活與長壽

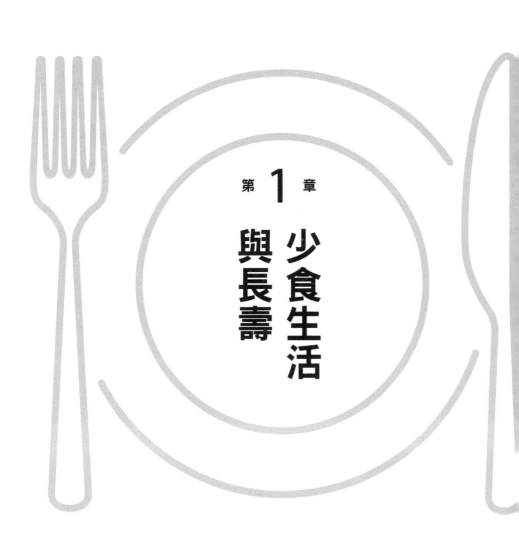

01 長壽的六大要件

「生活要有節制」是貫穿本書的主題。但到底什麼是「有節制」呢？

所謂有節制的生活態度是指，並非想吃多少就放任自己盡量吃、沒心情運動就發懶躺平、總是三更半夜還熬夜，過著睡眠不足的生活，或藉由暴飲暴食抒發壓力等，這些缺乏規律的生活習慣。

在這一章，我想先向大家介紹一些有關「具有延長壽命效果」的研究報告。

一、限制飲食的卡路里攝取

二、以植物（蔬菜、水果、全穀物）為主的飲食內容

三、每天運動十五分鐘

四、和社會保持連結，參加社團活動

五、每天睡七到八小時

六、進行做正念練習或冥想

限制攝取卡路里，已經由實驗證明具有長壽的功效。例如在酵母的研究裡發現，限制卡路里的攝取竟可讓酵母的生命延長三倍。在老鼠的研究中，壽命則延長約百分之三十至五十。

雖然截至目前為止，流行病學已發現長壽的人確實吃得較少，但仍未找到透過限制攝取卡路里就能延長人類壽命的直接證據。

「會控制卡路里攝取的人通常不容易發胖，所以他們比較長壽。」會得出這樣的結論並不難想像。可是藉由不吃東西就能延年益壽，其背後的機制又是什麼呢？

02

NMN真能逆齡抗老嗎？

如果世上真有能讓人長命百歲的營養補充品，各位讀者會想服用嗎？據說美國的抗老化市場，每年有數十億元的商機。抗老商品種類相當繁多，有各式的化妝品及美容器材等，營養補充品也相當受歡迎。最近幾年，「煙醯胺單核苷酸」（NMN）更是備受世人矚目。

在人體的細胞中，有一種名叫「煙酰胺腺嘌呤二核苷酸」（NAD＋）的輔酶，它和人體內的能量代謝、DNA修復及基因表現等許多的重要作用有關。目前從**動物實驗中已經發現，只要動物體內的NAD＋水準上升，老化的情形就會出現反轉，許多慢性疾病的罹患機率也會下降**。因為NMN能迅速提升NAD＋的水準，所以許多人開始注意到，NMN或許具有抗老化的效果。在**動物實驗中，的確也顯示NMN具有預防老化的作用**。

雖說NAD+能抗老化並使人長壽，但其背後的機制是什麼呢？目前學界認為，這是因為一種名為「Sirtuin」（去乙醯酶）的基因被活化所造成的結果。在二〇一一年，由於《NHK特集》等紀錄片節目，曾把「Sirtuin」當作長壽基因做過相關報導，相信不少人對此仍記憶猶新吧。而**「Sirtuin」也確實有修復基因損傷和抑制發炎的作用**。一般認為，活化「Sirtuin」基因對於健康的老化來說是不可或缺的。

因為服用NMN營養補充品能提升NAD+，進而達到抗衰老和延長壽命的效果，所以目前有越來越多人開始服用NMN營養補充品。但NMN營養補充品的價格相當昂貴，而且NAD+原本就能經由維生素B_3的代謝製造，因此只要人體內有維生素B_3，基本上藉由人體機能的運作，並不會缺乏NAD+。但或許是因為NMN合成出NAD+的速度，遠遠超過人們攝取維生素B_3的效率，所以研究人員才會宣稱，服用NMN營養補充品是有效的吧。

其實人體內的代謝途徑彼此相互關聯且共同協調。如果人們想藉由增加某種特定的物質，以達到活化代謝途徑，體內就會執行不活化的調節，讓特定物質從長期看來不會在體內過度增加。因此若把時間拉長來看，這種做法其實無法帶來持續的好處。所以與其花大錢購買高價的營養補充品，還不如吃新鮮的檸檬、草飼酥油（酥油是奶油在去除蛋白質後剩下的油脂）或有機蔬菜，對維持健康是更為務實的做法。

其實若想活化Sirtuin基因，只靠限制卡路里的攝取量也能辦到。一般認為，這就是限制攝取卡路里能影響壽命長短的其中一種機制。比起服用昂貴的營養補充品，採取少食的做法，不僅無須擔心會產生副作用，也是既省錢又有效的延壽方法。

03

如果無法健康活著，當然不會想活太久

雖然這樣說有點唐突，但我想問各位，你們「是否想活得久一點呢？」十年前我曾被問到相同的問題。當時我的回答雖然是「我並不想活太久」。但現在的我，答案肯定是「我想活久一點」。為什麼會有這樣的轉變呢？請聽我娓娓道來。

每個人對「老後生活」的想像都不同。根據厚生勞動省公布的數據顯示，在二〇一九年，日本人的平均年壽命，男性為八十一．四一歲，女性為八十七．四五歲，這個數字從第二次世界大戰結束後，就一直保持上升的趨勢。然而厚生勞動省公布的另一份數據也顯示，在人生的晚年，日本男性有八．八年，女性有十二．四年，處於臥病在床或需要照護的狀況，生活明顯受到極大的限制。

如果人們認為一旦上了年紀，就無法自己處理生活中的事務，也缺乏步行和起身等移動能力，應該有不少人會覺得「長壽只是讓自己活受罪」吧。

但若是能知道預防老化的方法，情況就不一樣了。即使上了年紀，腳和腰部依然強健有力，就可以自理日常生活的諸多事情。雖然年紀變大，但只要頭腦仍然清楚，就能產生源源不絕的創意。或許還能重返職場，在新工作中活用人生經驗，並擔任自己感興趣的職務，成為受到朋友和同事敬重的人。如果是這種情況，我想大家應該就會想活得久一點吧。

我希望讓各位都能產生「想活久一點」的想法。我會出現這樣的念頭，始於自己開始成立公司之後。而我之所以開始關注「健康」這件事，正如在前著《吃不胖的免疫力飲食法》中提到的，是源於自己的身體狀況已經瀕臨崩潰邊緣所致。

我在健康狀態獲得改善後，也希望能幫助那些對身體狀況感到困擾的人，因此開始在社群媒體上發聲。過去當我還在醫院擔任外科醫師時，因為每天都過著日復一日相同的生活，所以一點也不覺得人生有何樂趣。但時至今日，由於我感受到許多從未體驗過的刺激，所以每天都過得很開心。也是在這樣的情況下，才開始產生了「想要活久一點」的想法。

當然，我想表達的並不是每個人都應該設定新目標，去從事不同的事情，而是希望大家可以嘗試做一些深藏在內心，但尚無機會付諸行動的事情。此外，就算上了年紀，只要還有能力願意幫助他人或參與志工活動，也是很棒的事。就算現在你仍不清楚人生的目的為何，或是還看不到前方的道路，也沒關係。

然而，如果想讓自己每天都過得精采、能照顧他人或完成一些事情，若沒有健康的身體當然很難辦到。因此**我希望大家首先要做的**，**是思考該如何找回健康的身體**。只要健康狀態獲得改善，自然就會找到「活著」的目的，也會更想「活久一點」。

那麼，為了讓自己能健康長壽，我們該做哪些事呢？

04

維持肌力是長壽的必要條件

就算希望能活得久一點，但如果老後的生活如前文所說，有長達數年都臥病在床，我想大家還是會對「長壽」卻步吧。

我認為健康變老是長壽的條件，也就是**上了年紀，身體還是能自由活動**是很重要的。那麼我們該怎麼做，才能在上了年紀後依然維持活動自如的身體呢？

不知道大家有沒有聽過「運動障礙症候群」一詞。這是指人們因肌肉功能下降、關節損傷或骨折等原因，造成臥床不起或步行困難等，需要照護的風險提高。造成該症候群發生的原因，包括跌倒所導致的骨折和關節疼痛，以及營養不均衡導致的肌肉萎縮和平衡機能衰退。當症狀惡化，患者將很難步行或起身，日常生活會受到很大的限制，且需要接受長期的照護。

若希望自己將來不要成為運動障礙症候群的一員，就要及早鍛鍊自己的肌肉。肌肉量會隨著年齡的增加而減少，這種現象稱為「肌少症」。**人的肌肉量從五十到七十五歲約會減少百分之二十五。肌肉量的減少，從三十歲前後開始變顯著，直到六十歲的這段期間內，每一年都會流失二百五十克**。同時，體內的脂肪則會年增五百公克。乍看之下體重雖然沒有明顯減少，但肌力的衰退卻顯而易見。因此除了高齡者之外，四、五十歲的人也應該為了預防罹患肌少症而每天鍛鍊肌肉。

維持肌力是健康長壽的必要條件，此外，「限制卡路里的攝取量」也很重要。但有些人會懷疑：「限制攝取卡路里，不是會讓肌力衰退嗎？」**事實上，限制卡路里的確會減少肌肉量**。在一項針對十八到五十五歲、BMI值在三十以上的人，所進行的減重活動中發現，參加者在每天限制熱量攝取為四百卡的情況下度過八個星期後，體重平均減少了七．一公斤。但與此同時，除脂肪體重（也稱「淨體重」，是指體脂肪以外的肌肉、骨頭、內臟和血液的總和重量）也減少了一．六公斤。但若在限制卡路里攝取的情況下，搭配每週三天進行肌肉訓練，則肌力和肌耐力都會提升。

而這種肌力維持在導入斷食後，會得到更好的效果。在前面提到的減重活動中，如果把卡路里的攝取改為每隔一天進行斷食（即第一天沒有飲食限制，但第二天二十四小時都不能吃東西），參加者的體重竟然減少更多（八・二公斤），**但除脂肪體重卻只下降一・二公斤**。斷食初期，人體對以肌肉為首的蛋白質在分解速度上雖然會稍微提升，但若繼續觀察則會有減弱的現象。**因此，只要把「斷食」和「肌肉訓練」相互結合，即使在限制卡路里攝取的情況下，仍可能維持住肌力**。

05

高蛋白質食物會使老年人出現尿臭口臭

人體中所有的代謝反應都需藉由酵素來進行。人體內每一種化學反應都能對應到某一種特殊的酵素，一般認為，人體內約存在兩千多種酵素。因為酵素由蛋白質構成，由此可知，蛋白質對細胞而言是相當重要的物質。正因如此，有不少人每天都會注意蛋、肉類、乳製品，以及蛋白質的攝取量。

蛋白質除了構成酵素之外，同時也是人體肌肉和骨頭等身體構造的重要成分。那麼這是否代表，我們應該多攝取一點蛋白質呢？

當人們吃進蛋白質後，首先會在胃中進行消化，然後胃壁會分泌出「胃蛋白酶」這種消化酵素。消化酵素有其適合活動的酸鹼值（pH）環境，例如胃蛋白酶在pH

值1至3這樣強酸的環境下，能夠發揮作用。然而隨著年紀增長，人們分泌胃酸的能力也會隨之下降，由此還會導致胃黏膜受損、胃壁變薄的情形。而造成胃黏膜受損最具代表性的原因，則屬受到幽門螺旋桿菌的感染。幽門螺旋桿菌會分泌出鹼性的「氨」弱化胃酸，同時，人體內的幽門螺旋桿菌還會引發慢性發炎，使分泌胃酸的組織出現萎縮。

一旦人體分泌胃酸的能力減弱，不論是已感染幽門螺旋桿菌的人（據說五十多歲的人，有百分之八十以上都會感染）或仍未感染者，**只要年齡增長，都會變得難以分解大量的蛋白質**。蛋白質在通過胃之後，會再經由胰臟的消化酵素，以及腸內細菌分泌的酵素進行分解。當然，胰臟分泌酵素的能力也和年齡成反比。這就是為什麼年輕時吃完燒肉後，不會覺得不舒服，但隨著年紀越來越大，就會開始出現胃脹的原因。

在分解蛋白質的能力已經衰退的情況下，如果人們還是認為攝取大量的蛋白質對身體有益，會發生什麼事情呢？蛋白質在分解時會先轉換為「肽」（也譯為「胜肽」）這種狀態，是由好幾個胺基酸連結而成。肽在分解的過程中會越來越小，最終在轉變為胺基酸之後由人體吸收。然而在蛋白質分解能力衰退的情況下，無法被完全消化吸收的大量肽會累積在腸道。當肽抵達大腸後，腸內細菌會開始對其進行「腐敗」的代謝處理，製造出氨、胺類以及吲哚等物質。

氨是尿臭味的源頭，胺類則為具有魚腥味的氣體，而吲哚是構成糞便臭味的主要成因，所以只要這些有機化合物的數量增加，糞便的味道會變得多難聞，也就不難想像了。

人類糞便中，氨的含量和蛋白質的攝取量成正比。因為這些物質是由腸子吸收，所以可以從尿液或呼出的氣息中檢測出來，**這就是造成尿臭以及口臭的原因**。

06

蛋白質食用法則：中年少吃，老年多吃

請各位想像一下，若我們把一顆生雞蛋放在炎炎夏日的大太陽下一陣子，會發生什麼事情呢？假設現在外頭的氣溫是三十七度，濕度為百分之六十的情況，雞蛋只要放在這樣的環境下幾個小時，就會散發出異臭。

從吃進食物到排便的這一段時間，稱為「腸道通過時間」。吃下肚的東西從大腸的前半部抵達大腸的後半部的時間，沒有便祕症狀的男性約為七．二小時，女性約為三十一．八小時。相較之下，有便祕的女性，大腸通過時間的平均時數竟長達一百一十小時，換句話說，吃下肚的東西竟然在腸子裡待了將近五天。所以對於有便祕的女性，在糞便中發現已在體內超過一個星期之久的食物，也並非不可思議的事情。

我在本文開頭提到，在炎炎夏日氣溫為三十七度，濕度為百分之六十的環境，其實指的就是人體內腸道中的狀況。正如放在大太陽底下的雞蛋一樣，腸道中若存在長達五天尚未被消化的蛋白質，怎麼可能對身體健康有益呢？

有不少飲食方式，都在宣揚大量攝取蛋白質的好處。然而那些推薦人們要多吃肉類和起司，並搭配限制醣類攝取的飲食法，以及要人們多吃低脂雞胸肉的飲食法，其實都沒考慮到執行者分解蛋白質的能力。**其實與吃進什麼相比，我們能多大程度地分解和吸收這些食物，對身體來說更為重要**。

只要吃太多肉類，糞便的味道就會變臭。在抵達大腸為止，如果源自食物裡的蛋白質和肽類物質越多，腸道內的腐敗產物（肽分解物）也會增加。對於有服用抑制胃酸分泌藥物的人來說，因為分解與吸收蛋白質的能力既已低下，由腸內菌所帶來的腐敗反應就會更加顯著，從他們的尿液中可以發現，腐敗產物濃度上升的現象。一旦腐敗產物的數量增加，人體諸多的健康狀況就會亮起紅燈。

這裡我想和讀者們分享一個與大量攝取蛋白質有關，頗發人深省的數據。在一項針對六千三百八十一位，年齡在五十歲以上，追蹤長達十八年的資料中，顯示出蛋白質的攝取量和死亡之間的關係。在這項調查中，當研究者把受試者飲食中的卡路里分別為蛋白質占超過百分之二十（高蛋白質飲食群）、百分之十至十九（中度群）和未滿百分之十（低度群）的三個族群後發現，**高蛋白質飲食群的人，罹癌死亡的風險和低蛋白質族群相比，竟然高了四・三倍之多**。

因為這是美國的資料，由此我們可知，蛋白質幾乎是來自雞蛋、肉類和乳製品等動物性蛋白質。和低蛋白質族群相比，中度族群的罹癌死亡率也高達三倍之多。然而這是以五十至六十五歲的人為基礎所收集到的數據。超過六十五歲的人，結果則出現反轉，高蛋白質族群罹癌死亡的風險，降為低蛋白質族群的〇・四倍，亦即高蛋白質族群的人，比較少死於癌症。

由以上結果可知，在年紀不大時，對於蛋白質，尤其是動物性蛋白質的攝取量，應該要多注意。

07

「藍色寶地」——世上最長壽的地區

各位知道，日本最長壽的人住在哪裡嗎？答案是沖繩縣。世界上健康又長壽的人，其中有不少都居住在五個特別的地區，這幾個地區又被稱為「藍色寶地」（Blue Zone）。在這些寶地，生活著許多九十多歲的長者和百歲人瑞，甚至不乏年紀超過一百一十歲的超級人瑞。

這五個地區分別是義大利的薩丁尼亞島、美國加州的洛馬林達區、哥斯大黎加的尼科亞半島、希臘的伊卡利亞島，以及沖繩。「藍色寶地」一詞，源自義大利的薩丁尼亞島，因為此處剛好被一片碧藍的海水包圍，且該地正是最初被發現的長壽區域。

薩丁尼亞島居民能夠活到一百歲的機率，與世界上其他地區的人相比超過十倍。洛馬林達區居民的平均年齡，比全美的平均年齡要多出十歲。在希臘的伊卡利亞島上，每三人中就有一位活到九十歲以上。而沖繩則以世上最長壽的女性居住於此而聞名全球。

在針對藍色寶地進行詳細分析後，這些地區的人之所以長壽的祕密，可以歸結為以下幾點。

一、「動」就對了：在日常生活中多活動筋骨。
二、有當下的目標：知道自己生存的意義。
三、懂得放鬆減壓：避免讓自己感受到壓力。
四、只吃八分飽：不要吃太多，八分飽最好。
五、以植物為主食：飲食以蔬菜為主，僅攝取少量肉類和加工食品。
六、享受須臾的紅酒時刻：少量飲酒。
七、有歸屬感：參與以信仰為基礎的社團。
八、建立良好的社交圈：結交能互相幫助的朋友。
九、親人至上：重視親族關係。

以上這九項是全球最健康又長壽的人所遵循的生活習慣，又被稱為「藍色寶地有效九原則」。從飲食習慣來看，九項原則中就有只吃八分飽、以蔬菜為主食和少量飲酒等。此外，原則中還特別舉出要和朋友、家人及認識的人保持交流溝通，並且要擁有生存的意義等飲食習慣以外的事項，由此可知，有些事比飲食健康更為重要。

沖繩有一種名為「模合」的獨特風俗制度。這是由幾位互有金錢往來，能夠彼此信賴的好友所組成的小團體，成員們每個月會聚會一次，把酒言歡，藉此加深彼此的情誼。**一個人能夠不感受到孤獨，且對所處的社會有歸屬感，這對於長壽者來說具有相當重大的意義**。

接著我們來看看，沖繩的高齡女性們都吃些什麼吧。

08

沖繩飲食中的祕密

沖繩高齡者的飲食資料，因為是第二次世界大戰結束後不久收集的，因此可以想見其內容有多樸實了。

沖繩高齡者的飲食並非以米飯為主，而是番薯（紅芋）。除了番薯占百分之六十外，其他還有竹筍、蘿蔔和苦瓜等蔬菜，穀物（占百分之三十三）則以黍為主，米飯較少食用。魚和肉類等動物性蛋白質則幾乎不會出現在他們的餐桌上，大豆（豆腐、味噌、納豆、毛豆）等植物性蛋白質也只占百分之五左右，脂質則幾乎沒有。因為他們的飲食多半由碳水化合物（醣和膳食纖維）所組成，所以看來蛋白質和脂質的攝取量，對於長壽來說，似乎沒有太大的影響。

這樣看來，**或許食用新鮮的蔬菜、富含維生素E的番薯，以及薑黃等抗氧化物質豐富的食材**，才是使人長壽的主要原因。然而目前的沖繩由於飲食已高度西化，導致現在年輕人和昔日高齡者之間的飲食幾乎完全不同。

現今沖繩人食用培根、火腿、莎樂美香腸（Salami）、斯帕姆午餐肉（SPAM）和德式香腸等加工肉品的比例頗高，年齡在五十歲以下的人，ＢＭＩ值在二十五以上的肥胖比例，也遠高於全日本的平均值。

另外從針對沖繩生活習慣的調查中也發現，人們每週會有三到四次在晚餐後繼續吃東西，這種慢性卡路里攝取過剩，也已成為一種習慣。從現狀來看，要想解決沖繩肥胖的問題並非易事。調查還指出，在沖繩有運動習慣的人，也只占了三分之一。

不同的研究報告還提到，沖繩的超高齡者與其他不同世代的人相比，在氧化壓力上的比例（身體生鏽程度的指標），呈現出相當大的差異。在一項以生活在沖繩的一百三十九位百歲人瑞（男性三十人，女性一百零九人）所做的研究中，研究人員先假設，食用番薯等抗氧化物質豐富的食物，有助於減輕人體的氧化壓力。接著再針對不同年齡層的人，測試被視為「氧化壓力指標」的血液中脂質過氧化的數據。

結果如下頁圖所示，百歲人瑞的脂質過氧化比其他世代低了許多。**由這個研究的結果可知，脂質過氧化數值較低的人，能活超過百歲的可能性較高。**

從脂質過氧化的數值呈現出「年齡越低數字越大」的結果來看，今後沖繩恐怕很難繼續扛住「長壽」這塊招牌。

在為百歲人瑞測量體內具有抗氧化作用的維生素E濃度時，發現他們體內的維生素E含量都不低。由此可知，想要長壽的關鍵，可能和如何讓身體不生鏽，或是該如何妥善處理氧化壓力有關。

年齡 / 性別	20 多歲	30 多歲	70 多歲	80 多歲	100 歲以上
男性	3.34	4.06	3.15	2.92	1.49
女性	3.18	2.95	3.56	2.90	1.72
男女	3.26	3.51	3.36	2.91	1.61

以住在沖繩的男女為對象，依不同年齡層，就血清脂質過氧化的數值所做的比較（nmol/ml）

09 從養成健康的習慣開始

年齡在六十歲以上的日本人，是大幅推升日本平均壽命的族群。這群人在他們二十至三十歲的青壯年時期，飲食中並沒有速食以及便利商店裡的便當和飯糰。**他們早餐吃的是米飯和味噌湯，生活中幾乎沒有太油膩的飲食**。

然而日本人的飲食內容在近半個世紀，出現了天翻地覆的改變，隨著飲食越來越西化，罹患「生活習慣病」的人也隨之增加。從現在二十至三十歲的年輕人飲食如此西化的情況來看，日本恐怕很難繼續維持「長壽大國」的稱號。

沖繩百歲人瑞的資料告訴我們，在日常生活中就需攝取抗氧化物質的重要性。存在於細胞內的線粒體，是人體細胞中的能量生產工廠。線粒體在利用氧氣生產能量時，也會同時產生自由基。

自從「自由基會加速老化」的理論於一九五六年被提出後，有越來越多的研究結果支持該理論的觀點。而人體內最容易受到因自由基造成氧化壓力傷害的，是由脂質所構成的細胞膜。在脂質受到損傷或發生脂質過氧化的情形後，細胞就會出現劣化和老化的現象。一般認為，百歲人瑞體內的細胞中，因為含有大量的抗氧化物質（維生素E），所以才能抑制細胞老化的速度。

然而，為了想要長壽而把富含抗氧化物質的番薯當成主食，在現實生活中是不切實際的想法。因此我們得選擇對一般人在現代日常生活中確實可行的飲食方式。更何況能做到只靠攝取抗氧化物質來維生的人，應該也屬於鳳毛麟角吧。

我們可以大致把人分為「重視身體健康」和「不重視身體健康」這兩種族群，後者因為愛吃調理包食品、零食和速食等食物，所以會降低自身的能量水平。反之，高能量水平的人不會受到上述食物的誘惑，能堅持執行健康習慣。

究竟這兩個族群之間的差異，是如何產生的呢？

人類是一種「習慣化」的生物。我們對於習以為常的事物，可以輕而易舉地加以執行，但卻得花力氣去做那些尚未習慣的行為。例如當人們在剛學習如何開車時，往往是處在神經緊繃且容易疲勞的狀態，但一旦駕駛技巧提升後，就能做到騰出一隻手來拿食物，甚至邊操作智慧型手機邊開車。可以說習慣化就是「適應」的過程。

因此，只要能讓攝取抗氧化物質的行為成為習慣，就能持續下去。而在還沒達到適應這個階段之前，就需採取能讓自己養成習慣的策略才行。

10 為何學了許多飲食法和健康法，卻還是無法落實？

當人們做一件新的事情，和做已經習慣的事情，兩者所使用到的腦部區域並不相同。**做新的事情時，主要是使用大腦中被稱為「前額葉皮質」的部位**。

這個部位負責處理人們過去和現在的記憶、對於日後會發生事情的期待，及面對未來時的展望等高層次的資訊。這個腦部區域不只負責意識的思考，在人們沒有處理任何事情時，依然會保持運作。就像我們在工作時，有時候會突然想到與工作完全無關的事。當人們在執行不太需要精神專注的工作時所出現如恍神般的思考，稱為「思維徘徊」。前額葉皮質會去執行思維徘徊，使我們的腦總是處在需要使用能源的狀態中。

與之相對，當我們在做已成為習慣的行為時，會使用到的是在人類成長階段早期就已出現的大腦基底核。由這個部位所執行的行為，無須強大的個人意志力。

但人們就算明白道理，也不一定會付諸行動。儘管大家都知道多吃蔬菜水果對身體比較好，但真的能做到的卻只有少數。過去美國曾實行全國性的「Take5」活動，提倡每天吃五種蔬菜水果的重要性。雖然參加者中有百分之三十五的人認同活動的理念，認為應該實踐該活動所提倡的內容，但在活動結束追蹤那些參加者後發現，達成目標的人數，竟然只占百分之十一。**儘管對人體有益的理由確實能在短期內改變人們的想法，但卻無法讓人將這些行為養成習慣**。

「需要有個人意識才會實行的行為」和「習慣化的行為」，兩者所花費的能量程度完全不同。這就像當我們要讓一個重物動起來，初始推動時必須耗費非常大的力量，但只要該物體動起來後，就不用再出很大的力氣。

為了要讓某個行為成為習慣，剛開始一定得有意識地去重複執行規模較小的行為，才有可能達成這個目標。**要想實踐健康的生活習慣，初始時的動力值得我們關注**。如果一個人每天的生活都忙碌不已且充滿壓力，那麼他將很難產生面對未來時所需要的能量。

人體內細胞的活動其實相當單純，就是獲取需要的能量，以及排出不需要的代謝物。這種單純的活動若能維持在有機的狀態，那麼細胞就能保持活性，而作為細胞集合體的我們，身體也會處在高能量的狀態中。

想要維持健康的細胞，「獲取能量」和「排出代謝物」這兩件事缺一不可。**在我們思考該吃些什麼才能讓自己活得更健康之前，更要注意如何才能排乾淨體內所產生的代謝物**。

人們多半會忘記把代謝物排出體外對於維持身體健康的必要性。「排毒」的意思是把人體中不要的東西或毒素排出體外。在下一章中，我將把主題聚焦在「排毒」這件事上。

第 2 章

排毒的重要性

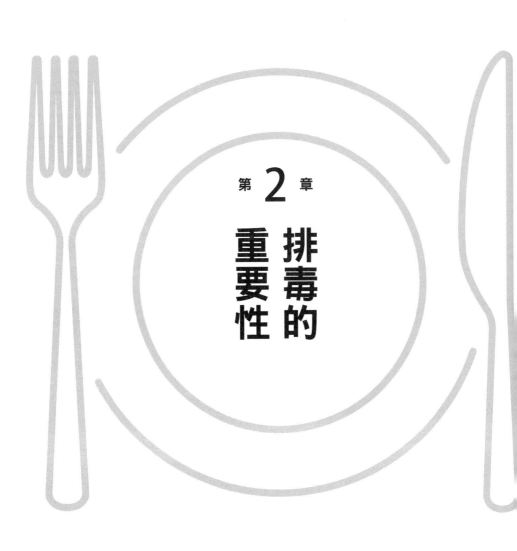

01

因為無法避免毒素，所以更要重視排毒

相信不少人對「排毒」這件事很感興趣吧！排毒是指把累積在體內的有害毒素排出體外。日語中的「デトックス」（排毒）這個單字，源自於英文的「Dtoxificatio」（解毒）。我們會從吃下肚的食物和周圍的環境中吸收各種不同的毒素，這些毒素會累積在體內，因為有不少人都有上述這種印象，所以才會對販賣酵素和茶類飲料的網頁，或是斷食合宿以及排毒產生那麼大的興趣。

在現代社會中，人們已經不可能完全避開毒素了。因為不論是外在環境，甚至是家中的壁紙和地板，都會不斷釋放出毒素。就算為了維持健康而去游泳，但泳池裡的水中也含有大量的氯。只要我們活著，就必定會持續受到毒素的影響，若希望享受健康的人生，就必須更加重視身體和腦部的排毒。

一般來說，毒素雖然很難被分解，但因能溶於脂質，**所以容易以溶解在脂質中的形式儲存在人體內**。因此體脂肪較多的人，體內比較容易累積毒素，**可以說肥胖的人體內，通常都累積了不少毒素**。然而真正嚴重的，其實是細胞層面所受到的傷害。因為包覆細胞的細胞膜是由磷脂質等脂質所構成，所以**細胞本身也會受到毒素的傷害**。

當我們在思考如何把毒素排出體外時，必須把以下這三點也列入考慮。

一、處理進入體內的毒素。
二、處理在體內生成或已經累積在體內的毒素。
三、處理因毒素而造成損傷的細胞。

因為在日常生活中，人體內就會產生毒素，所以只靠著飲用坊間流行的酵素果汁，是無法完全把毒素排乾淨的。我希望各位對於「排毒」，都能將之視為日常習慣加以執行。

02

排毒的整體觀

「接著就讓我來傳授大家幾招排毒的方法吧！」當各位看到這句話時，心裡應該都在期待我會教授什麼厲害的招式，或認為我會說出什麼特殊的祕方或工具是吧。然而，答案可能簡單到會讓大家大失所望。

真正執行排毒這件事的，其實是身體裡的細胞。細胞一年三百六十五天，全年無休地把毒素和對人體不需要的東西加以分解和代謝，並將之排出細胞外。最後再經由腸、肝臟、腎臟、皮膚和肺等器官，把這些東西排出體外。也就是說，**我們是藉由糞便、尿液、汗水和呼吸等，完成每日的排毒工作**。

人體中之所以會出現不需要的東西或毒素積累的狀況，可能是由於排泄器官的功能低下，或是進入身體裡的壞東西，超過了排泄功能所能負荷的範圍。如果是這樣，我們就得思考應付這兩種情況的排毒方法。其一是細胞層級的排毒，其二是臟器層級的排毒。

在細胞層級的排毒中，我們要先了解在細胞內運作的不同排毒路徑，以及處理老舊細胞的這套系統為何。而在臟器層級的排毒中，則要把注意力放在大小便和排汗是否出現問題。另外，「腦」也是我們不能忽略的器官。**慢性壓力會造成免疫力低下、心臟疾病、腸胃問題以及激素（荷爾蒙）失衡等多種身體的不適症狀。至於腦部的排毒，亦即對思考本身進行的排毒，對人體來說也有其必要。**

接著，讓我們先來認識臟器層級的排毒吧。

03

護肝排毒守則

肝臟是人體內最大的排毒器官。肝臟在細胞層級的排毒過程中，會把毒素中和，使其無毒化。那麼，人體中哪個地方最容易產生毒素呢？答案是腸子。

食品中的添加物、防腐劑以及氧化的脂質等，源自於食物容易引起發炎的物質、未被消化完畢的食物，以及腸內細菌，都會從腸子侵入人體內。而且已經被吸收的毒素，還會搭上腸內的血液這趟順風車，全部流往肝臟。

肝臟是個像濾網的器官，能夠過濾所有對人體有害的物質。存在於肝臟中的自然殺手細胞和巨噬細胞這類吞噬細胞，能夠幫我們處理掉對人體有害的物質。

我在前面說過，因為毒素一般為脂溶性，所以很難直接排出人體外。肝臟要先把毒素從脂溶性轉變為水溶性，經過名為「抱合」的這道流程來消除毒性。在毒素轉變為水溶性且無毒的代謝物後會流進血液裡，經由腎臟以尿液的形式排泄出去，或是經由肝臟以膽汁的形式直接排入腸子內。

此外，毒素也能以汗水的形式從皮膚排放出去，或是轉換為氣體，以呼吸的方式排出體外。

肝臟就像人體內全部臟器的保鏢，因為有肝臟在第一時間處理這些毒素，才能使流入腦部和心臟等其他器官的毒素大幅減少。

由肝臟進行代謝的毒素，不只源自於我們吃下肚的食物，還有來自身體機能或在代謝過程中所產生的生物毒素。生物毒素主要有以下這幾種。

一、氨

人體在製造蛋白質時，會使用到胺基酸。而氨是身體在製造蛋白質的過程中生成的副產物。另外，部分的細菌和寄生蟲會在體內合成出氨。氨對人體來說是有害的物質，而肝臟會將氨分解為尿素。

二、激素（荷爾蒙）

人體內的激素平衡，會藉由排出激素的方式進行適當的處理和調整。激素會透過肝臟由膽汁排放到腸子裡。

三、LPS（脂多醣）

在革蘭氏陰性菌的細胞壁中，含有LPS這種內毒素[1]，當該細菌死去時，LPS就會出現在腸內，最後流入人體中。

四、黴菌毒素

出現在浴室和天花板等處，或長在食物上的黑黴，在進入人體後，會產生黴菌毒素。

相信各位一定不難想像，如果一個人的肝臟不健康，上述這些毒素將會大量累積在我們體內。因為要減少氨或激素等生物毒素並不容易，所以肝臟才不能停下來休息。

由此可知，為了保護肝臟，我們應該注意酒精、食品添加物和防腐劑，以及內服藥物的攝取量，予以適當控制。

1　存在於病原體如細菌內的天然化合物，具有潛在的毒性。

04

每天排便≠沒有便祕

當一個人被問到「你有便祕嗎？」時，就算可以毫不遲疑地回答，也不表示他能正確掌握自身便祕的狀態。雖然目前在醫學上，對於「便祕」仍沒有明確的定義，但一般來說，一週內的排便在三次以下的人，即可被視為有便祕的問題。

其實人每天都要排便才算正常，若兩天或三天才排便一次，即可視為便祕。有些人從孩提時期起，因為每個星期就只排便一次而已，導致他可能會把這樣的頻率視為正常，而沒有意識到這其實就是便祕。因此，與其詢問「你有便祕嗎？」把問題改為「你每天都有排便嗎？」比較能問出個所以然。

人體有一種名為「胃結腸反射」的生理反應，這個反應指的是當食物進入胃之後，大腸會做出反射性的動作。

目前已知，有便祕的人胃結腸反射作用明顯較為低下。**一個人若能在吃完東西不**

久後就想排便，表示腸子的運作非常良好。排便的次數和進食的次數相同，是最理想的狀態。**當然，若排便的次數是因為軟便或拉肚子而增加，則表示腸子出了問題**。

有些人儘管每天都排便，但仍會被視為有便祕的症狀。一個人是否有便祕，並非由排便的次數決定，重點是吃下肚的東西在身體裡停留多久，才會變成糞便排出體外。

即使每天都有排便，但拉出的卻是一個星期前就吃下肚的東西，那麼就表示糞便已經在體內停留一個多星期了。如果一個人的腸子裡堆滿了糞便，就算上大號，糞便也會像擠牙膏那樣，一次只排出一點，結果體內依然積滿糞便。最近藉由一些人的腹部電腦斷層掃描（ＣＴ）發現，大腸裡累積了大量糞便的情形其實並不少見，由此可知現代人普遍有便祕的情形。

我們吃下肚的食物，首先會在胃裡進行消化，然後再分批由胃往腸子移動。最初被送到腸子裡的食物，會在三至四個小時後抵達大腸。而原本在胃裡的食物約需四個半小時，才會全都離開胃部，在七到八個小時後再抵達大腸。而這些食物通過大腸的時間正如前面所述，在沒有便祕的情況下，日本的男性平均為七．二小時、女性為三十一・八小時。亦即男性不到半天、女性則需兩天的時間，把吃下肚的東西排出體外。

當然，有便祕症狀的人在肚子裡會積累不少糞便。食物通過大腸所需的時間，有便祕的人平均為一一〇・四小時，移動的時間竟然能超過四天。

要測量從進食開始，得花多少時間才能把食物以糞便的形式排泄出去，其實並不容易，幸而目前有一種簡易可行的**「甜菜測試法」**。

甜菜是製作俄國料理「羅宋湯」時，會使用到的一種紅色蔬菜，人們只要食用半個中等大小的甜菜，就能讓糞便變成紅色。因此可藉由測量吃下甜菜到排出紅色的糞便究竟需時多久，得知食物消化的時間。

05 排便是最有效的排毒

設想一下，當馬桶堵塞時還按下沖水按鈕，會發生什麼事情呢？結果當然是卡在馬桶裡的東西會溢出來啦。同理，我們也應該把肝臟努力處理過的毒素，確實排出體外。

肝臟會利用膽汁使毒素無毒化，然後再排放到腸子裡。然而當一個人處在便祕這種腸子沒有在運作的情況，肝臟就會像堵塞住的馬桶一樣，開始積累無處可排出的毒素。**如果毒素只是無處可去，事情還不算嚴重，可怕的是，毒素還會被人體再次吸收。**

「抱合」是肝臟在使毒素無毒化時會採用的處理方式，是指把不同的化合物結合在一起的意思。女性荷爾蒙中的雌激素會和葡萄糖醛酸這種化合物結合在一起，以失去活性的狀態，被排放到腸子裡。然而腸內菌中存在能解開葡萄糖醛酸的細菌，當葡萄糖醛酸和雌激素的結合被解開後，雌激素就會再次活化，而活化後的雌激素又會被人體再次吸收。

也就是說，腸內菌能決定是要再度吸收雌激素，或是把雌激素排放到糞便中。這種能將葡萄糖醛酸和雌激素加以分離的腸內細菌稱為「雌激素體」。

由雌激素體所引發的雌激素代謝，近幾年備受醫學界矚目。目前已經確定，月經過多、強烈的生理痛、更年期以及停經後出現的症狀等，都是受到雌激素與另一種名為「孕酮」的性激素所影響。

許多女性身上出現的荷爾蒙平衡異常，都是由雌激素相對來說處於過剩狀態的「雌激素優勢」所引起。當腸內環境變差後，雌激素就會再次被大量吸收。一旦女性體內的雌激素過剩，罹患乳癌、子宮體癌的風險也會提高，此外還容易變胖。事實上，罹患乳癌的女性其腸內細菌和健康的女性相比，的確呈現相異之處。

多吃含有豐富膳食纖維的食物，具有弱化雌激素體活動的作用。目前已有研究證實，由於素食者的飲食中富含膳食纖維，因此在他們的糞便裡發現比一般人多出三倍的雌激素，且前者血液中的雌激素濃度也較低。

如果食物裡的膳食纖維較少，會導致排便不順，讓本來應被排出體外的雌激素，藉由再次吸收而回到人體中。

我在前面說過，體內過高的雌激素，可能會增加罹癌的風險。受到雌激素濃度影響的其實不只女性，男性也不例外。在被稱為男性荷爾蒙的睪酮中，也有部分會轉換為雌激素。因為人體內的荷爾蒙濃度，原本就受到嚴格的平衡調節，若雌激素過剩，也可能影響睪酮的濃度。近年像是**缺乏活力和性慾低下等男性在更年期時會出現的症狀，都呈現增加的趨勢**。因此，不論是男性還是女性，都應該盡量以糞便的形式，把已經被進入腸道內的東西排出體外。

06

沖水前，先看一下你的便便

各位每天都有上大號嗎？對於排便這件事，我們真的應該更認真以對。

不知道大家是否清楚，當糞便停留在大腸的這段時間，都起了哪些變化？因為**腸子的內腔僅由一層腸上皮細胞覆蓋**，所以在腸子表面還存在一層厚厚的黏液，能防止毒素和病原菌的入侵。

便祕其實是腸內發炎的狀態，若發炎的症狀持續，就會造成黏液減少，腸上皮細胞變薄，使毒素容易進入體內。若事態真的演變到外敵入侵成為家常便飯，那麼腸子的免疫系統就得不眠不休地辛勤工作才能應付。

看完上述的說明後，不知道各位是否開始意識到，便祕確實是件很可怕的事情。

我們必須藉由每天觀察自己的糞便，才能確認每天排毒的狀況。即使肝臟能分解再多的毒素，但只要糞便無法順利排出體外，我們的身體就無法充分發揮排毒的功能。

當我在門診詢問病人有關排便的事情時，都會很驚訝地發現，原來有那麼多人不會觀察自己的便便啊！唯有透過每次上大號時觀察糞便，才有可能知道其形狀、顏色、狀態以及擦完屁股後留在衛生紙上的顏色為何等眾多資訊。排出體外的便便狀態，是檢視身體排毒狀況最重要的一個指標。

「布里斯托糞便分類法」是在判斷糞便狀態是好是壞時，經常會用到的方法。一般來說，理想的糞便為下頁圖2中的Type 4「香蕉狀糞便」。希望各位每次上完大號，別忘了觀察一下自己的便便是否也符合表面沒有龜裂，硬度適中的狀態。

另外，如果糞便的顏色是紅、白或綠色，也是需要留意的地方。當然，一個人若吃了許多像是綠花椰菜這類的深綠色蔬菜，糞便自然會呈綠色，但在身體受到病毒或細菌感染時，糞便也會呈現綠色。而當體內出血時，糞便則會呈紅色。

如果我們從平常就注意觀察自己糞便的顏色和狀態，當身體稍微出現問題時，就能即時察覺到異狀。要是糞便的狀態呈現硬顆粒狀，就表示水分和膳食纖維的攝取量

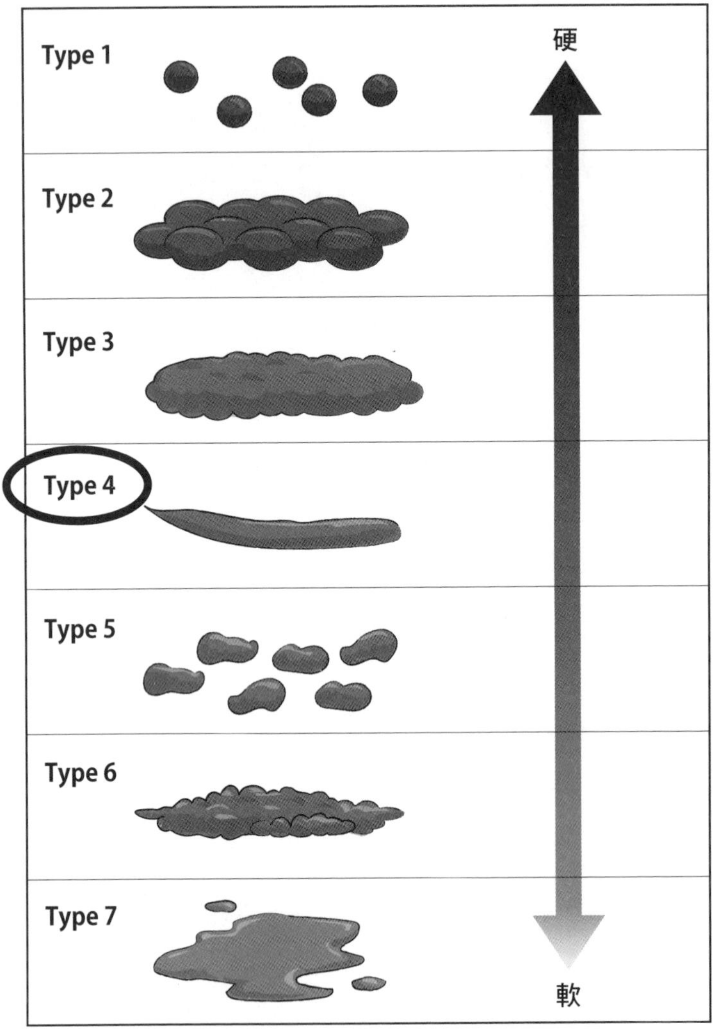

圖2　布里斯托糞便分類法（Bristol Stool Scale）

不足。因為排便是排毒的基礎，所以拉不出來絕對是個大問題。要是糞便周圍有油，則表示攝取了超過身體能處理的油脂量。

有些人的便祕問題相當嚴重，甚至不靠瀉藥就無法排便。雖然我可以理解某些人很排斥依賴藥物來促進排便，但能夠以吃藥或浣腸的方式完成排便，總比因便祕讓大便塞在腸子裡要好多了。

07

強腎排毒，讓腎臟健康到老

腎臟具有從血液中過濾身體不需的物質，以及製造尿液的功能。雖說人體最大的排毒器官是肝臟，但腎臟同樣也肩負處理大量毒素的任務。從心臟流出去的血液中，有四分之一會通過腎臟。而在人體內製造出來的氨、尿素、尿酸和肌酸酐等物質，則會藉由肝臟使其轉化為具有水溶性的激素代謝物等的毒素，而後排出人體外。

腎臟的功能會隨著人類年齡的增長而降低。一個人從二十歲到六十歲這段時間，腎臟約會減少一半的功能。由於腎臟的排毒功能會逐漸衰退，我們在日常生活中，就應該懂得如何呵護腎臟。

對腎臟來說，「脫水」所帶來的傷害最大，為了不讓脫水造成血液減少，我們應該隨時注意補充水分。

此外，減少會進入體內的毒素也很重要。例如大家都應該知道，不沾鍋的塗層會使用的聚四氟乙烯[2]，以及農藥裡的成分草甘膦等，對腎臟的傷害也很大。**其中被稱為NSAID[3]的消炎止痛藥，對腎臟所造成的傷害尤為明顯**。若服用止痛藥超過三年，出現嚴重腎臟功能障礙的風險相當高。

為了提高腎臟的排毒功能，我們應該積極攝取能夠照顧腎臟的食物，而藍莓正是代表性的食物。**有研究指出，藍莓裡的抗氧化成分「花色素苷」具有保護腎臟的作用，能使其免於從腸子進入腎臟裡的毒素所造成的傷害**。

另外，因為甜菜中豐富的硝酸鹽，能使血管擴張，因此吃**甜菜能帶來動脈擴張，增加腎臟血流的效果**。除此之外，經由動物實驗證實，**銀杏葉**、**薑黃**和**薑**等具有抗氧化作用的草本藥材，也具有改善腎臟功能的效果。當然，**每天早上喝一杯檸檬水**，是活化腎功能的最佳方法。

2 「聚四氟乙烯」俗稱「塑膠王」，坊間常聽到的鐵氟龍（Teflon）為其商標名，這種材料的產品一般稱為「不黏塗層」。
3 NSAID的中文翻譯為「非類固醇消炎止痛藥」。

08

利用蒸汽浴飆汗排毒，清除體內廢物

許多人一聽到「蒸汽浴」馬上會聯想到，這是大叔們才會去做的事情，因此從心理上就有排斥感。然而如果大家知道皮膚也是排泄器官，或許就可以理解蒸汽浴能帶來的健康效果了。

蒸汽浴療法以讓人流汗的方式，促使人體排出代謝廢物和環境毒素。**藉由蒸汽浴能排出體外的毒素有砷、鉛、水銀、鎘、雙酚A和鄰苯二甲酸酯**。從外部環境進入人體內的砷、鉛、水銀和鎘等重金屬，很難排出體外。若使用DMSA（二巰基丁二酸）等藥劑來強制排出，又有產生副作用（腎功能障礙）的風險。**但如果是透過蒸汽浴來大汗淋漓一場，則沒有產生副作用的疑慮**。

人體內的重金屬絕大部分都藉由糞便排出體外。雖然汗水僅能排出極少量的重金屬，但只要多持續進行數次，還是能達到一定的效果。

雙酚A除了是堅硬又透明的塑膠的主要成分，也是一種內分泌干擾素，是造成許多人體內激素異常的元兇，甚至還可能提高人們不孕、性早熟，或罹患乳癌和前列腺癌的風險。雙酚A排出人體的主要路徑為尿液，但**目前已有研究指出，雙酚A在汗液裡的濃度比尿液裡高，因此可以確定雙酚A也會藉由汗液排出體外**。

洗蒸汽浴除了在精神層面使人感到神清氣爽，還能讓體內分泌內啡肽和強啡肽等具有嗎啡作用的化學物質，具有減輕心理壓力、使人放鬆，以及改善睡眠等健康方面的好處。

洗蒸汽浴時只有一個需要注意的地方，那就是為了預防發生脫水，請記得要好好補充水分。每洗一次十五分鐘的蒸汽浴，就應該喝一杯五百毫升含有鹽和糖分的水。尤其BMI值越高的人，脫水的情況會更明顯，所以肥胖的人一定要在補充水分後再洗蒸汽浴。

09

讓身體維持鹼性的深呼吸排毒法

當我們吃完大蒜後，身上會留下很強烈的味道，有些人會用喝牛奶或刷牙的方式去除異味，然而這麼做的效果卻相當有限。

大蒜的味道源自於「大蒜素」這種化合物。當大蒜被切碎之後，內部的酵素就會製造出大蒜素。因為大蒜素是大蒜中主要的藥效成分，所以人們在做菜時，會把大蒜磨成泥或剁碎使用。

當大蒜素進入人體內，會立即被許多物質代謝掉，其中尤以「二烯丙基二硫」為大蒜最具有標誌性的味道。因為血液中的二烯丙基二硫，也能透過呼氣的方式排出體外，由此可知，藉由淋浴或刷牙，並無法完全去除大蒜的味道。

當我們藉由呼吸把氣呼出時，能夠排出人體內製造的二氧化碳。呼出的氣體除了二氧化碳之外，因為還包含許多血液裡的成分，所以也具有排出人體內有毒物質的重要作用。例如酒精及其分解物乙醛，就能藉由呼出的氣體排出。而脂肪酸和胺基酸在分解後所產生的「丙酮」（酮體的一種），則是一種最容易經由呼氣排出體外的物質。

另外像是人體內有毒的硫化氫，在解毒後會轉變為「二甲硫醚」，同樣也能藉由呼氣離開人體。附帶一提，二甲硫醚是造成口臭的主要非口腔內原因。而從地板和壁材進入人體的「甲醛」，也已證實能透過呼氣排出體外。

由上述可知，**呼吸對人類來說無疑是重要的排毒路徑**。和淺呼吸相比，好好做深呼吸，就能排出許多體內的有害物質。

深呼吸除了有益健康之外，透過呼吸可以排出二氧化碳，是另一件值得留意的事。

日語中二氧化碳的漢字寫作「二酸化炭素」，這個「酸」字點出了二氧化碳的特性（例如內含二氧化碳的碳酸水就是酸性的）。人類藉由呼吸把大量的二酸化炭素排出體外，讓身體偏向「鹼」性。神經質、容易感到不安和緊張的人，經常會出現「過度換氣症候群」這種病症。因為這些人呼吸的次數較一般人多出許多，所以會呼出大量的二氧化碳。從那些因出現過度換氣症候群而被送到醫院的患者研究中發現，他們血液的pH值竟然高達七．五以上，呈現強鹼性（正常人血液的pH值在七．三五至七．四五之間）。

因為人類許多慢性疾病的發生原因，都和身體偏酸性有關（現代人吃太多酸性食品了），所以只要我們能反向利用前面提到的特性，**就能透過好好做深呼吸，使身體經常保持在鹼性的狀態**。如此，我們的身體就能以尿液為主要方式，把「酸」排出體外，讓血液的pH值維持在一定的數值之間。

只要人們能藉由呼吸排出二氧化碳，讓體內的pH值維持在鹼性的狀態下，就可以減輕腎臟的工作負擔。由於肺是人體中唯一能按照個人意識調整其運作的內臟，**所以為了維持體內的pH值，我們應該經常深呼吸**。

10 專注當下，壓力減半

各位是否過著無憂無慮、沒有壓力的生活呢？

壓力不但會使人罹患憂鬱症等精神疾病，也是引發心血管疾病、糖尿病、癌症、自體免疫疾病等許多慢性疾病的原因。

人只要活著，就不可能沒有壓力。如何讓自己逃離壓力所帶來的影響，以及明白如何排出壓力所產生的毒素，和飲食與運動這兩件事，具有同等重要的優先性。

壓力的兩大成因來自人際關係和財務狀況。尤其是人際關係的壓力，因為會出現在職場、學校和家庭等日常生活中，所以每天都得費盡心思應對。當我還在大學醫院工作時，人際關係的煩心事也經常讓我傷透腦筋。

「為什麼連這麼簡單的事情都不懂呢！」

「那個人真的是有病，也不設身處地想想，是誰在幫他收拾善後的！」

「那傢伙完全沒在用腦嘛！這種事不用特別交代也能理解吧！」

就算沒有和人當面發生衝突，我的腦中還是經常被前述這些負面想法占據。但是現在，我已經幾乎不會把時間花在這種事情上了。

會發生這樣的轉變，源自於我讀了戴爾．道頓（Dale Dauten）所著的《你工作快樂嗎？》一書。

本書的內容，是主角覺得他的工作既無聊且不具發展性，並對未來深感迷惘不安，但他又害怕改變，不敢走出舒適圈，所以遲遲無法離職。就在此時，有位智者老人給予他許多實用的建議。

我很認同書中的某些見解，例如「明天我會成為和今天完全不同的自己，每天都要嘗試新的事物」、「當你還在做計畫時，世界卻在不斷改變，因此不要再把時間浪費在無謂的計畫上」、「追求完美只會讓做事綁手綁腳，我們應該在行動的過程中隨時自我調整」、「我們要努力活在當下」。讀完這本書後，我就不再把時間（是指花在注意別人的時間）浪費在感受壓力上了。關於這本書的詳細內容，還請各位自行閱讀。

一般人經常會對昨天、去年發生的事情，甚至是明天可能發生的事情感到惶惶不安。然而**我們所能掌控的，其實只有當下這個瞬間的自己**。

《湯姆歷險記》的作者馬克．吐溫曾經說過，「在我漫長的人生裡，雖然曾經有過許多讓我煩惱的事情，但這些事情中的絕大部分，最後都沒有發生。」

約翰．藍儂也曾表示「人生就在我們做計畫的時候悄悄溜走了」，他想表達的意思是，我們應該把焦點放在當下，專注在現在所過的生活。

「把注意力集中在當下，並非人類與生俱來的能力，需要透過訓練才能學會。我們不應該把力氣花在挑別人的毛病、堅持個人見解的正確性，或企圖改變他人。只要能夠把精神集中在當下，每天所累積的壓力就會減少一半。

第3章

如何安排進食的時間和次數

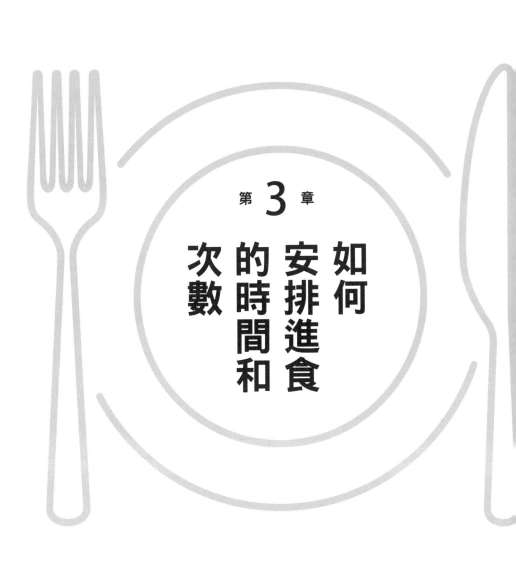

01 從《養生訓》的觀點，看如何吃才健康

我們到底該怎麼吃對身體會比較好呢？目前，購買速食店或便利商店的食物，已經成為日常飲食中的一部分了，在飲食習慣高度西化的現代社會中，我認為我們正在迎來一場前所未有的食品危機。

日本人的罹癌率每年都在不斷增加，從事醫學研究的醫師們認為，會出現這種現象是因為平均壽命延長後，罹患癌症的人自然會增加，這也是無可奈何的事。然而正是受到這種觀念影響，導致日本並未從預防的觀點擬訂癌症的研究策略。

從厚生勞動省所公布的「平成二十四年[1]癌症對策推進基本計畫」中可以發現，計畫著重於培育治療癌症的人才、加強舒緩治療（如何去除癌症患者在身體和精神的痛苦），以及透過健康檢查及早發現癌症等。然而，有關預防癌症的項目，卻只有戒

菸和預防感染（施打疫苗、殺菌），至於改善飲食生活及與運動有關的具體做法則隻字未提。儘管飲食和癌症發生之間的關聯性早已為世人所知，但在國家的計畫中卻未受重視，這樣如何能減少癌症的發生率呢？

話說，日本人在過去到底都吃些什麼呢？江戶的儒學家貝原益軒在他的著作《養生訓》中，詳細記錄了江戶時代的人所遵循的健康法和飲食法。益軒生於一六三〇年，在他那個年代，活不過五十歲的人並不罕見。但益軒因為親身實踐了養生術而活到了八十四歲，可謂是盡享天年了。

儘管益軒在他的《養生訓》中，介紹了諸如飲食、運動、呼吸、禁慾以及陰陽五行等多種養生之術。但他著墨最多的，還是在為了不讓自己感冒，就要在日常生活中做好準備，亦即提倡**「預防感冒」的重要性**。

益軒告訴人們「**慾望是損害身體健康的主要原因，克制飲食的慾望相當重要。飲食應以適量為佳，不可暴飲暴食，而且餐後一定要走上數百步。**」

1 平成二十四年為西元二〇一二年。

接著我們來看看益軒所建議的飲食方式吧。

雖然益軒在他的著作裡提到要吃早、午、晚三餐，但他也強調「**吃少一點最重要**」。每餐的內容是米飯搭配湯類，以及一至兩種副食。

益軒提醒大家，吃飯不應該「吃到飽」，「每一餐只要吃到飢餓感被滿足後，就該停止進食。忍耐是深思熟慮後的選擇。」

這其實就是「**吃飯只吃八分飽**」的概念。一個人如果吃得太多，就會傷到脾胃（「脾」是能分泌消化液的器官，現代稱其為胰臟），但我們若能克制慾望，生活懂得節制，就能預防疾病於未然。

益軒認為我們的飲食不應該造成腸胃過度的負擔，他一再強調「節食」的重要性。例如「若早上起床後感覺昨晚吃的食物還未消化完畢，就不該吃早餐。到了中午要是仍沒有飢餓感，那麼午餐也可以不用吃。」「生病時不能吃包含重湯[2]等在內的食物」。

2　日語中的重湯（おもゆ）是指，在用大量的水炊煮米飯時，除米粒之外所呈現糊狀的湯汁。

02「不吃」、「少吃」、「細嚼慢嚥」是進食的健康之道

「飲食過量對身體不好」、「吃飯時要好好咀嚼，慢慢嚥下」。

前面這些話每個人小時候都被大人提醒過吧，但我相信應該沒有幾個人會把這些話認真當回事聽進去。

推崇「少食」是全球共同的現象，少食中也包含定期不吃東西的「斷食」在內。

古希臘數學家畢達哥拉斯認為「過度飲食會讓人生病」，所以他經常會進行斷食。希臘的醫師希波克拉底也認同「如果吃飯總是吃到飽，對健康其實並不好」，算是為世人敲響了過度飲食的警鐘。文藝復興時期的義大利貴族路易吉・柯爾納羅（Luigi Cornaro）被譽為是「不吃健康法」的祖師爺，他在四十多歲時曾因暴飲暴食而罹患嚴重的成人病，甚至被宣告可能會不久於人世。然而從那之後，因為他開始減少食

量，實踐「少食生活」，結果竟然活到了在那個年代破天荒的一〇二歲。

在貝原益軒的《養生訓》問世約一個世紀後，大阪的面相師水野南北也在他的著作《修身錄》裡記錄了江戶時代後期，一些人在享受美酒美饌之餘，因為過度飲食導致身材走樣的警語。

江戶時代後期的日本，就算是身分較低的人也吃得起精米（白米）了，以至於有些人得到腳氣病，這是因缺乏維生素和礦物質而導致的疾病。水野南北對過食這件事深以為戒，他一天的飲食僅以一・五合的麥飯為主，再搭配些粗食。水野活到七十七歲，和貝原益軒一樣，在那個年代都算高壽了。和水野生活在同一時期的尾張藩重臣橫井也有，也在他的著作《健康十訓》裡記錄十條健康法則，其中一條為「應少量進食，且細嚼慢嚥」。橫井最後也活到了八十一歲。

當我們回顧過去的歷史時可以清楚發現，減少食量的確和「健康」、「長壽」有一定的關聯性。

水野南北提倡有節度的飲食，他認為「**每個人的身體有大小、強弱的區別，根據**

個人的身形不同，食量也會不一樣。如果吃三餐會讓你覺得很飽，那麼只吃二・五餐，維持腹八分（吃八分飽）的狀態為宜，就是所謂的節度。」

飯吃到「還想再多吃一點」之前就打住，可說是維持健康的基本飲食方式。「細嚼慢嚥」的重要性更為各家所強調。當我們在仔細咀嚼食物時，口腔內會分泌出大量的唾液。益軒相當強調唾液的重要性，他提到「唾液會對全身造成影響，而且因為唾液還會形成清血（純粹的血液），須加以重視。」

當代的研究也發現，唾液不只會在口中發揮作用，當唾液進入腸子之後，還會再次活性化，並轉化為消化酵素。這樣的作用可以消化碳水化合物，所以能夠減輕胰臟的負擔。由此可知，吃飯時好好咀嚼，把食物和大量的唾液一起吞下肚的重要性不容小覷。

03 每天只吃一餐的優缺點

一般認為日本人從江戶時代起，才開始一天吃三餐。在那之前，日本人都是過著日出而作，工作結束後才吃第一餐，到了傍晚吃晚餐的生活。等到日落，就盡可能早點上床睡覺。

古羅馬人則通常在下午四點左右才吃飯，而且一天只吃一餐。他們認為一天吃超過兩餐並不健康。

然而現代社會卻提倡一定要吃包含早餐在內的三餐，對身體比較好。也曾有研究發現，減少飲食的次數，可能會對健康造成不良的影響。而且認為在早上十點和下午三點吃些點心的飲食方式，是有益健康的。那麼，減少進食的次數，究竟會對身體帶來怎樣的影響？

過去有項研究，是以一群平均體重為六十六．五公斤，每天都吃三餐的美國人為對象，用兩個星期的時間觀察，在攝取的卡路里（兩千四百卡）、碳水化合物以及蛋白質的比例都相同的情況下，如果改為每天只吃一餐，會對受試者產生什麼影響的研究。

雖說受試者平均六十六．五公斤的體重，和美國人整體的平均體重並不相同，但我認為用類推的方式，依然可以得出對日本人可能造成的影響。

在這個研究中，晚餐的時間設定在下午四點。從結果來看，一天只吃一餐的組別，成員的體重和體脂肪都下降，但除脂肪體重（肌肉和骨頭數量的指標）卻上升了。此外，因血清蛋白質的數量並未發生變化，所以從營養層面來看是沒有任何問題的。雖然一天一餐組別成員的中性脂肪下降，但他們體內被稱為壞膽固醇的LDL（低密度膽固醇）卻提高了。

值得注意的是，因為對預防心臟病有益，而有好膽固醇之稱的HDL（高密度脂蛋白膽固醇），在一日一餐組別的成員體內，同樣也發現到上升的結果。本來因LDL所造成的心臟病發病風險，會在中性脂肪上升且HDL降低時提高，但若是LDL和HDL同時上升，心臟病的發病風險，並不會因此而增加。可以說，一天只吃一餐對於想要減少體脂肪、打造肌肉型身材的人來說，不啻為理想的飲食方式。

執行一天只吃一餐後，人體內除了膽固醇之外，GOT和GPT這兩種肝臟酵素，也會出現上升的情形。在一天只吃一餐的情況下，要在一餐內攝取到和三餐同樣數量的卡路里，其實並不容易。而且因為肝臟還得在短時間內，以相同的能量來處理吃下肚的食物，所以會對其造成負擔。因此長期執行一天只吃一餐，對健康來說並非只有益處。

04

只減少用餐次數，未必有益健康

大家相信「增加用餐的次數對健康比較好」這種說法嗎？直到一九九〇年前後，有些研究報告仍然認為，增加用餐次數，對預防體重增加和降低罹患心臟病的風險有益。但近年的研究則指出，用餐的次數越多，變胖或罹患糖尿病的風險反而會上升。其實到底哪一方的觀點才正確，並不能單純從用餐的次數來決定。

這類研究得出的結論之所以出現這麼大的差異，原因除了研究的時期不同，受試者所吃的食物不一樣（可以想見，在近年的研究中，加工食品的占比應該很高）之外，就算用餐次數較少，但多數受試者的用餐時間卻是在晚上，而且還是在吃撐了後立刻上床睡覺的話，也會對結果帶來很大的影響。

在增加用餐次數的情況下，如果吃的是水果，對人們的健康帶來不良影響的可能性較低；但若吃的是零食或速食，只會使人發胖。

人一旦改變了用餐的次數，則原本從醣、蛋白質和脂質等主要營養素所攝取到的能量比例，也可能會發生改變。

正如我在前文所舉的例子，做研究時得把條件設定在相同的情況下（例如攝取等量的卡路里）才能進行。在一個從早上九點到晚上七點間，把同樣分量的食物，分為用餐兩次和六次的兩個組別做比較的研究中發現，儘管一天中的總能量消耗並沒有差別，但分兩次進食的那一組，在夜間的能量代謝比較高，這可以從睡覺時代謝呈現出的活躍程度得知。

從上述的例子可知，有了規律的飲食之後，再減少用餐次數的重要性。即使用餐的次數減少，但要是吃飯時間在深夜，反而會讓罹患心臟病的風險增加一．五倍。

有研究報告指出，**如果沒有把「吃什麼」以及「確保不進食的時間」也納入考量，單純只是不吃早餐的話，罹患心臟病的機率將增加百分之二十七。而且，若只是跳過早餐，卻在晚餐時仍放飛自我吃到飽，反而會讓體重增加。**

我認為應該在能控制好「吃什麼」及「怎麼吃」這兩件重要的事情後，再思考用餐次數，才是正確的做法。

05

間歇性斷食的優點

那麼，我們該如何控制自己的飲食比較好呢？正如我在前面提到的，「吃什麼」很重要，而另外一個重點則是「**如何維持不進食的時間**」。

在一天之中，將進食和不進食的時間分開，重點放在不進食時間上的飲食方式，稱為「間歇性斷食」（Intermittent Fasting，IF）。而著重進食時間的飲食方式，則稱為「限時進食法」（Time-Restricted Feeding，TRF）。但不論是哪一種方法，**都強調把每天的用餐時間設定在三至十二個小時之間，另有十二至二十個小時是不吃東西的**。

只是設定一個不進食的時段，對身體能帶來什麼變化嗎？首先，這麼做能緩和身體緊張的狀態。在副交感神經興奮時，心率和血壓會降低。一旦副交感神經亢進，人們就會感到壓力變大。間歇性斷食（以下簡稱ＩＦ）最常使用「**八小時進食和十六小時不吃東西**」這種飲食方式。已有研究報告指出，受試者在執行十六小時不進食的ＩＦ和一般的飲食方式連續八週，ＩＦ組的用餐時段為十三點到二十一點的八個小時（在十三點、十六點和二十點吃飯），而一般組的用餐時間為八點、十三點和二十點，兩個組別攝取的卡路里都是相同的。

從結果來看，ＩＦ的飲食方式能夠減少人體內引起發炎的物質（ＴＮＦα、ＩＬ－６、ＩＬ－１β等），增加抑制發炎的物質（脂連蛋白）。能夠抑制發炎，意味著會讓人發生心臟病或動脈硬化的風險也較低。

一個人若能持續維持ＩＦ的飲食習慣，體重就會逐年下降。

在美國和加拿大，有一項以五萬六千六百人為對象，經過為期七年的觀察後，所得到有關用餐次數與體重變化關係的研究報告。報告中提到，每天用餐只有一次或兩次，體重會呈現下降的趨勢。反之，用餐三次或超過三次，也就是除了三餐之外還要吃點心的人，體重會與年齡成正比。由此可知，用餐次數越多所會造成的明顯影響。

這項研究裡，有關一天之中「最長不進食時間」所產生的影響，也很耐人尋味。

研究結果顯示，一天中**能維持十八個小時以上不進食的人，體重的確會減少**。這是不考慮吃了什麼食物，純粹從不吃東西的時間能維持多久，所得到的結論。另外，**不吃東西的時間若低於十一個小時，體重則有增加的趨勢**。

06 何時吃也很重要

規律地執行間歇性斷食，就是讓自己維持有節度的飲食方式。間歇性斷食的好處，取決於能否確實執行不進食的時間。**藉由有意識延長不吃東西的時間所能得到的好處，除了減重之外，還能改善腸道環境**。小腸和胃連在一起，是呈管狀的臟器，長度約在五至七公尺之間。雖然小腸是人體進行消化和吸收的重要器官，但除了靠近大腸的部位之外，小腸內的細菌數量其實並不多。

這是因為胃酸、膽汁和酵素，會讓細菌難以繁殖。此外，小腸還能透過固有的腸內掃除運動，使腸內環境維持在不會阻塞的狀態。這個從胃開始能讓整個小腸「動起來」的運動，稱為ＭＭＣ（Migrating Motor Complexes，複合位移運動）。ＭＭＣ能讓小腸中的細菌無法過度繁殖，並把小腸裡的東西送到大腸。而且ＭＭＣ只有在胃裡沒有食物的時候才會發生，**因此只要不進食的時間越長，人體就會啟動讓腸內保持乾**

淨的機制。一個人若沒有設定不進食的時段，還會在正餐外吃些點心零食，小腸就會一直處在為了執行消化和吸收，而不停運作的情況。腸內一直都有食物的情況，對細菌來說即是最佳的繁殖環境。

我們每一次進食，腸內細菌都會發生很大的變化。不規律的用餐時間，會對腸內細菌的平衡帶來負面影響。已經有動物實驗發現，如果出現像「時差」這種極端的變化，擾亂了生活節奏，首先會導致腸內細菌的平衡崩壞，進而也造成肥胖和血糖控制出現問題。許多值夜班的人，之所以會成為罹患糖尿病和心臟病的高風險群，就是因為生理時鐘的紊亂以及腸內細菌平衡的惡化，這兩者是相互關聯的。值夜班的人很難維持固定的用餐時間，而每天生活節奏的變動和不規律的飲食，又會對腸內細菌的平衡帶來負面的影響。

在執行間歇性斷食時，還需要配合固定的用餐時間，尤其是吃完飯的時間，應盡量不要改變。若有吃晚餐，也要在就寢前的二至三小時完成。若用完餐的時間較晚，即使吃下肚的食物分量和開始吃飯的時間是相同的，也會對腸子造成額外的負擔。

07

從減醣飲食開始改變健康

目前日本正掀起一股「減醣」（限制醣類攝取）的風潮，「醣類對身體健康不好」的說法喊得震天價響，彷彿攝取醣類是什麼不可饒恕的壞事一樣。但我想要明確地告訴各位：「**醣類對人體來說，是最不可或缺的營養素。**」

雖說如此，當我們的身體狀況出現問題時，首先要做的也是「減醣」這件事。由於有不少人在執行減醣之後，不但身體狀況變好，頭腦思緒也更清晰，以至於**有些人會開始長期限制醣類的攝取，然而這麼做只會帶來反效果**。

現代人處在醣類攝取過量的情況。這是因為人們從加工食品、零食及速食等食物中，攝取過多被稱為「單一碳水化合物」的糖（例如砂糖等）了。其實**人類原本是從穀物、蔬菜和水果中攝取醣類的**。

但生活在現代社會中的我們因為很少吃蔬菜水果，而且還大量食用精製後呈白色的白米和小麥等穀物，所以極度缺乏膳食纖維。正因如此，有些人在用餐時血糖值會急速升高，身體為了要做出調整，得不停工作。長此以往，**就會罹患「胰島素阻抗」這種疾病**。

胰島素是由胰臟所分泌的激素，具有把血液中的醣類送到人體細胞裡的作用。胰島素阻抗是指，胰島素的作用處在低落狀態，亦即無法把足夠的醣類送進細胞。無法進入細胞內的醣類會被運送到脂肪組織，以脂肪的型態儲存。**如此一來會造成體內雖然有很多脂肪，但因為醣類進不到細胞裡，使身體陷入慢性能量不足（胰島素阻抗）的狀態**。

患有胰島素阻抗的人，必需控制醣類量。因為對細胞來說，醣類是最有效率的能量來源，一旦使用量受限，人體能量代謝的狀態就會變得非常沒有效率。為了增加能夠使用的能量，首先要做的就是改善胰島素阻抗的情況，而改善的方法即是執行限制醣類的攝取。

減醣飲食能改善胰島素阻抗的狀態，減少體脂肪。當狀況改善後，即可增加醣類的攝取。我們可以在執行改善飲食的過程中，同時強化肌力，並增加體內醣類的代謝量，最終目的，是希望能達成即使攝取醣類，身體也不會出現異常的狀態。但無論如何，首先要做的就是減醣。

08 阿茲海默症是大腦的糖尿病

人腦的主要營養源是醣類（葡萄糖），此外，被稱為「酮體」的脂肪代謝產物，也會被作為營養使用。但患有胰島素阻抗的人，因為腦神經細胞無法好好利用醣類，所以會造成功能的低下，甚至引起萎縮。

一般認為，出現在腦細胞的胰島素阻抗，可能和引發阿茲海默症（俗稱失智症）有關。由胰島素阻抗所引起的糖尿病被稱為「第二型糖尿病」，與胰島素阻抗有關的阿茲海默症，則稱為「第三型糖尿病」。

阿茲海默症就像左頁圖中最下方的曲線所示，會受到腦部因無法正常代謝醣類的影響而發病。理想的情況，人們應該要像圖表最上方點狀線條（健康的年齡增長）所呈現的，即使年齡漸增，仍具有運用醣類的能力。一旦醣類無法被利用，人腦就會轉換為需要來自酮體的能量。然而在患有胰島素阻抗的情況下，因為體內無法合成酮體，所以當阿茲海默症發病後，腦神經細胞的營養狀況會急速惡化，造成病症越加不樂觀。

當我們在不知不覺中攝取超過自己所能處理的醣類，過多的醣類會和蛋白質以及脂質相互結合，成為AGEs（Advanced Glycation End products，糖化終產物）這種物質。而AGEs又會誘導自由基這種會讓身體酸化的物質，導致人體慢性發炎。若想改善發炎的症狀，就要限制醣類的攝取。

之後即使身體狀況改善，也不表示可以毫無節制地攝取醣類。

在個人身體能夠負擔的範圍內有節制地攝取醣類，對維持健康相當重要。如果是想

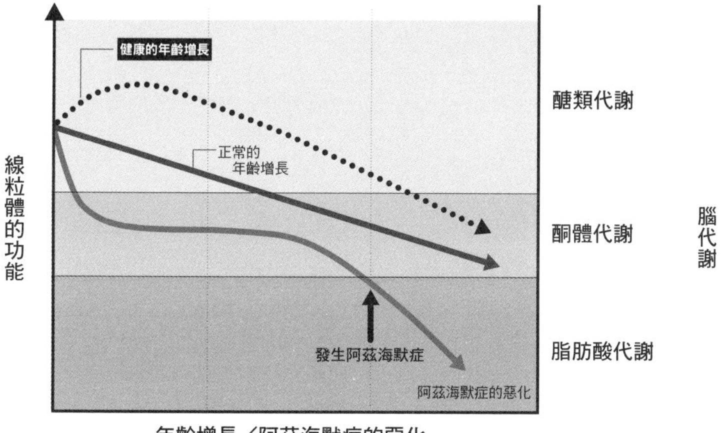

圖3　阿茲海默症與醣類利用率

多攝取醣類的人，就要增加身體的活動量，或持續強化肌力。

09

攝取蛋白質也要有所節制

除了前述的「醣質限制」飲食法外，最近還有一種蔚為風潮，鼓勵大家積極攝取蛋白質的飲食方式。

「人體內的酵素，是在『人』這個有機體內所製造出來的蛋白質。人類可以藉由攝取蛋白質以及吸收大量的胺基酸，讓身體的機能保持活性。另外，當人的精神狀況出問題時，可能和腦內的神經傳達物質不足有關。因為構成神經傳達物質的原料為色胺酸和酪胺酸，為了補充這兩種胺基酸，就要多攝取蛋白質。」

前面這段敘述淺顯易懂，容易使人信以為真，讓「多吃牛肉、豬肉、雞肉、起司、牛奶和雞蛋等食物，對身體健康有益。」的說法，成為宣傳該飲食法的口號。然而事實真的是這樣嗎？

雖然本書第一章曾提到大量攝取蛋白質的必要性，但人體分泌胃酸及胰臟分泌消化液的能力，會隨著年齡的增長而減弱。透過胃鏡可以觀察到，胃的黏膜會隨著人的年紀越大而逐漸萎縮。藉由ＣＴ檢查的結果也發現，胰臟的大小會和人類的年齡成反比。

當人們攝取超過自身所能負荷的蛋白質後，無法被分解的蛋白質就會維持原樣送往大腸。對非洲那些患有瓜西奧科兒症（Kwashiorkor，即惡性營養不良）的孩子來說，他們就需要大量攝取蛋白質，才能從根本上改善身體狀況。然而諷刺的是，現代的日本人卻面臨蛋白質攝取過量（超過身體負荷）的問題。

不知道各位有沒有發現，吃完燒肉後放的屁會很臭呢？會出現這種現象，表示我們吃進超過身體消化能力可以負荷的蛋白質了。當未消化和消化不完全的蛋白質進入大腸後，會被腸內細菌分解。此時雖然會出現各種不同的代謝路徑，但這一連串蛋白質分解作用，可以統稱為「腐敗」。

透過腐敗這樣的代謝活動會產生出氨、吲哚、糞臭素、硫化氫、甲酚以及苯酚等代謝物質，讓糞便味道變臭。

因腐敗作用而產生的代謝物質如果只是少量，對人體來說其實是能夠加以利用的必要存在。例如經由胺基酸的代謝所製造出來的「短鏈脂肪酸」能夠直達腸內，轉換為人體所需的能量、「吲哚」具有對付腸內寄生蟲的效果，而「腐胺」這種物質則能對抗發炎，預防腸漏症。但這些物質一旦過量，就會對人體造成傷害。

舉例來說，若大腸的腸上皮細胞長時間和氨接觸，人體對氨的吸收量就會增加，細胞會受到傷害，出現異常增生的情形。

其他像是由色胺酸代謝所產生的苯酚，以及由酪胺酸代謝所產生的甲酚，都會對腸黏膜的ＤＮＡ造成傷害。而離胺酸和精胺酸在經過發酵之後所產生的「多胺」，則可能和大腸癌的贅瘤形成有關。另外，硫化氫也被認為是引發以便祕為主的過敏性腸症候群的原因之一。

10 日本人不適合吃太多蛋白質

在腸內發現的細菌（厚壁菌門、擬桿菌門、放線菌門、變形菌門以及梭桿菌門等），通常都能讓蛋白質腐敗，同時這也是腸子在合成人體所需的短鏈脂肪酸時所不可或缺的能力。

然而，這並非腸道菌的代謝能力所致，頂多是在主要能量消耗完時，由「備用」的代謝能力效力。只要腸內有充分的膳食纖維，腸內細菌就會優先分解膳食纖維。

為了預防體內出現過剩的腐敗反應，在日常飲食中應多攝取膳食纖維。根據研究結果顯示，大腸癌的發病機率和低膳食纖維、高蛋白質的飲食，有著密不可分的關係。低膳食纖維和高蛋白質的飲食會讓腸內氨的濃度增加、短鏈脂肪酸下降，使腸內的ｐＨ值升高，造成腸內環境惡化。

居住在非洲鄉下的民族，曾以極少罹患大腸癌而聞名於世。然而有研究指出，當這些人在移居美國，飲食極度西化之後，大腸癌的發生率就上升了。近年來，就連非洲的偏鄉地區，飲食也逐漸西化，膳食纖維攝取量減少，蛋白質攝取量增加。儘管如此，這些住在非洲鄉下的人，大腸癌的發生率卻依然維持在很低的水準。一般認為，**這和他們的主食為屬「抗性澱粉」的完整玉米顆粒有關。因為抗性澱粉是腸內細菌的食物，所以能產生中和因腐敗作用而產生的毒性物質**。

雖說日本人的飲食向來就不會大量攝取蛋白質，所以基因中本就不具有能積極分解蛋白質的酵素及腸道菌。但因為過量攝取蛋白質對身體造成的不良影響，可以藉由充分攝取膳食纖維改善其症狀。

日語中的「難消化性澱粉」（抗性澱粉），最近連它的外來語「レジスタントスターチ」（Resistant Starch）也為人熟知。時至今日，日本人都喜歡吃抗性澱粉食物，例如**「飯糰」**就是最好的例子。**在米飯的溫度下降後，其中的成分就會隨著時間轉變為抗性澱粉**。在日本人應該實踐的飲食法中，無須大量的蛋白質，而應**適量攝取自古以來即已出現在餐桌上的米飯**。

1-1 一九七〇年代中期的日本飲食，最有益健康？

這一節我想和讀者分享，實踐什麼樣的飲食對身體健康比較理想。

在第一章第八節中我曾提到，**沖繩高齡者的飲食以富含維生素的番薯（紅芋）為主**，這可能與他們的長壽有關。但對於現代人來說，要大家每天以番薯為主食，未免也太不切實際了，光想就很有壓力，相信大部分的人應該會想直接放棄吧。那麼到底該怎麼吃比較好呢？有一項研究的結果，或許能作為我們的參考指標。

二〇一三年，「和食」被聯合國教科文組織納入世界非物質文化遺產名錄。因為日本是全球公認的長壽國家，所以世人對於日本人所吃的和食，是否藏有能使人健康的祕密相當感興趣。為此，以東北大學的都築毅准教授為負責人的團隊，進行了一項研究，將不同年代的飲食加以比較，看看哪個年代的飲食方式對人來說是「最健康」的。

這項研究把日本人的飲食內容分為四個年代，藉由分別讓實驗鼠吃這些食物，找出哪個年代的飲食對健康最有益。這四個年代分別為一九六〇年、一九七五年、一九九〇年以及二〇〇五年。

在一九六〇年代，米飯無疑是日本人的主食，魚貝類是當時蛋白質的主要來源。另外，該年代飲食中的含鹽量，是四個年代中最高的。由於當時的日本仍不富裕，每餐除了米飯外只有少量的配菜，米飯搭配味噌湯和醃漬食品，是當時的典型用餐組合。

一九七五年前後，日本的飲食開始逐漸變得多元，儘管日式蛋卷（玉子燒）、三明治和油炸食物開始出現，但飲食的基本架構仍是「一汁三菜」（主食〈米飯〉、湯、主菜、兩道副菜），蛋白質的主要來源也是魚類。

到了一九九〇年代，日本的飲食發生相當大的改變，由於深受歐美影響，日本人攝取的卡路里提升不少。拉麵、牛丼等單品項的食物開始增加，早餐吃麵包的人更占多數。

到了二〇〇五年，日本人攝取的蛋白質和脂質，幾乎已全部來自於牛和豬。雖然比較少吃米飯，但油的攝取卻為四個時期之冠。速食和便利商店的食物，已全面進入日本人的飲食生活中。

在讓實驗鼠吃下由不同年代的食物所加工處理過的粉末後，研究發現，**吃一九七五年食物的實驗鼠壽命最長**，在預防老化、學習能力以及與記憶力有關的成果，該年代的食物也獲得最佳成績。而造成實驗鼠老化速度最快、壽命最短的，則是二〇〇五年的食物。

這項研究也以人為對象做過實驗，方法是把一群二十至二十九歲的年輕人分為兩組，讓他們在一個月內，一組吃一九七五年代日本的食物，另一組則吃現代的食物（麵包、肉類和炒飯等）。結果發現，一九七五年那組的人，體重、脂肪量和ＢＭＩ值都下降了，且中性脂肪、低密度膽固醇（ＬＤＬ）以及ＨｂＡ１ｃ（中文稱為「糖化血色素」，如果一個人的糖化血色素過高，容易罹患糖尿病）的數值也會較低。另外，把兩類食物攝取時的腸內細菌加以比較後發現，像「毛螺菌」這類會增加罹患生活習慣病[3]風險的特定細菌群體，在一九七五年那組出現減少，而在現代食物組則會增加。**研究結果顯示，一九七五年的日本食物，具有能降低罹患生活習慣病風險的功效。**

當我們思考「對日本人來說，什麼才是理想的飲食療法？」時，應該把一九七五年代日本人所吃的東西當成基準。所謂的基準即是多吃魚少吃肉、多吃燉煮的食物少吃油炸食品，然後還要喝上一碗味噌湯的日式飲食。以上述的飲食為基礎，再搭配一點西式的食物（以下簡稱洋食），即可產生最佳的能量。此外還有流行病學的研究指出，日本人在好好攝取日式食物的情況下，也會比較長壽。

3 譯註：生活習慣病為日本對成人病以及慢性病的正式稱呼。其中包括了高血壓、心臟病、糖尿病、慢性肝病等疾病，成因與人們的生活習慣有高度的關聯性。

第 4 章

實踐少食生活

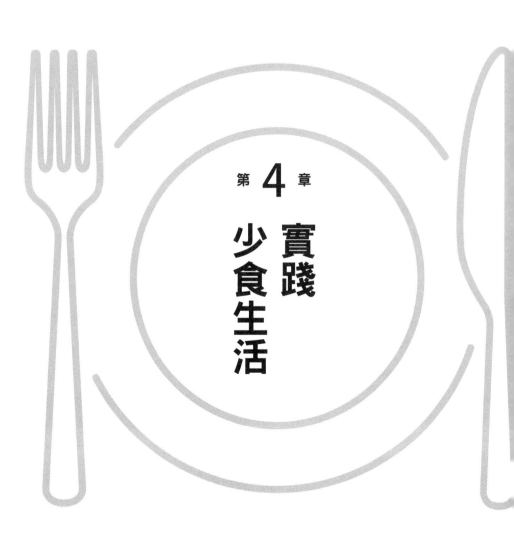

01 少食的注意事項

為了讓自己更長壽，以下這三點是我對吃飯這件事會特別留心之處。

一、吃飯只吃八分飽。

二、限制用餐的時間，確保腸道有足夠的休息時間。

三、飲食以和食為基礎，偶爾吃一些西式食物，避免過量攝取蛋白質。

然而立即下定決心開始執行「和食搭配一點西式食物」、「吃飯只吃八分飽」以及十六個小時不吃東西的「間歇性斷食」，對大部分的人來說，絕非是件易事。我之所以會這麼篤定，是因為自己過去在嘗試實踐時，也是堅持不了多久就放棄了。人類不可能立刻就改變自己長期以來維持的習慣。

當我們感到體內缺醣的時候，腦就會發出渴望獲得醣類的信號。人要是處在這種信號持續不斷發出的情況下，就很難只靠攝取少量的和食過活。而和食是以米飯以及甜味的燉煮食物為主，會攝取到很多的醣類。在身體處於想獲取醣類的狀態下，人們很難忍受限醣的飲食方式，因為不但壓力會很大，而且也容易失敗，所以現在的日本人普遍都面臨攝取過量醣類的問題。

前面提過，「胰島素阻抗」是指由於胰島素的作用減弱，導致人體醣類代謝能力低下的狀態。

流行病學的研究發現，與歐美人士相比，日本人雖然體態稱不上肥胖，但卻較容易罹患糖尿病。由此可知，日本人的確是容易出現胰島素阻抗的民族。換句話說，有不少日本人都是潛在的胰島素阻抗患者。

因為胰島素阻抗會讓細胞內無法得到充分的醣，所以血管內會醣類過剩，也就是血糖值上升，全身出現因為醣類所導致的慢性發炎。而這種發炎症狀，又會進一步加劇胰島素阻抗的狀態，進而陷入惡性循環。

雖然我已經在本書中多次強調，但在這裡還是要不厭其煩地再次提醒大家，「想要改善胰島素阻抗的症狀，就要限制醣類的攝取，尤其是不要攝取超過自身所能處理的分量。」

02

養成對身體有益的健康習慣，至少需二十八天

要想讓身體吸收較多的醣類，就得改善胰島素阻抗的症狀。有關改善胰島素阻抗的方式，已在第三章第七節介紹過，就是藉由斷食的方式，以限制醣類的攝取。

已有研究報告指出，執行斷食確實能降低人們血液中的胰島素，改善胰島素阻抗的症狀。另外，正接受胰島素治療的人，也能藉由斷食減少對胰島素的需求。雖然聽起來有點矛盾，但若想讓身體能接受較多的醣類，首先要做的的確是限制醣類的攝取。

在我經營的健康學院裡，有一個名為「健康習慣二十八天」（「健康習慣28days」）的體驗課程。課程設計為要在二十八天中，讓學員養成實踐間歇性斷食、運動和睡眠儀式的習慣。有些反應出現較快的學員，甚至在飲食並未大幅改變的情況

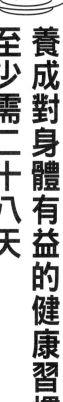

下，只是實踐健康的習慣，身體就會感受到巨大的變化。我們今天的身體狀況，是受到截至昨天為止，幾十年來生活習慣的影響所形成。如果只靠四週的調整，就能感受到身體發生改變，難道不是件很了不起的事情嗎？

然而，畢竟這只是個為期四星期的體驗課程，從現實面來看，許多學員在活動結束後，還是會恢復到原來的生活型態。其實這並不令人意外，因為對我們的大腦來說，去做維持了幾十年的生活習慣才是自然的行為。

有一種說法認為，要養成一個新的生活習慣，平均需要花六十六天的時間。在養成新習慣的過程中，大腦會動用到的區域將從負責高度訊息處理的「前額葉皮質」，轉移到腦中較為原始的「基底核」部位。想要養成的習慣越簡單，所需要的時間也越短。

而對於那些平常過著不管現在幾點，嘴饞時就去吃零食，完全沒有運動習慣，也不在意睡眠品質和長度的人來說，要想改變自己的生活方式，則需要三個月左右，才能讓位於大腦的基底核慢慢做出改變。

03

從大骨湯斷食開始做起

大骨湯是透過熬煮動物的骨頭所製成的湯品。因為製作大骨湯的材料是牛、雞或魚的骨頭，所以對於能接受這類食材的人來說，想喝多少並沒有設限。

製作大骨湯時除了骨頭以外，因為像軟骨或腱等結締組織也同時熬煮，所以喝大骨湯還能同時攝取膠原蛋白和明膠，以及包含麩醯胺酸的豐富胺基酸。有研究報告指出，大骨湯這種高營養密度的液體，能提升腸道功能，改善腸漏症等問題。

在製作大骨湯時，對於骨頭品質的要求也很重要。從是否有受到化學物質汙染以及脂質的質量這兩點來看，我們應該盡可能以在自然環境中飼養的動物，來熬製大骨湯。在牧草地成長的牛、放養的雞以及野生魚類的骨頭等，雖然是最理想的材料，但考慮到在日本國內的販售價格，使用雞骨頭來熬製大骨湯，亦即雞骨高湯，應該是最合適的選擇。但只有雞骨，可能會少了些膠原蛋白，因此還可以把雞翅等部位的雞皮和軟骨，與骨頭一起煮二十四小時。

藉由執行「大骨湯斷食」，人們可以在不會缺乏營養的情況下，完成「斷醣」的目標。在執行限制醣類攝取的初期，人體會出現「戒斷症狀」。因為此時身體還不習慣缺醣的狀態，所以一旦感到體內的醣不夠時，大腦就會發出要我們攝取醣類的指令。基本上，只要經過五天不攝取醣類的生活，從腦部發出指令的動作就會緩和下來。由於在我的健康教室中，會執行四天的大骨湯斷食，因此只要能在攝取少量醣類的情況下撐過第五天，就算通過初期的戒斷症狀了。

在執行大骨湯斷食期間，想喝多少並沒有限制。參加者可以在任何自己喜歡的時間暢飲大骨湯。如果嫌只喝清湯沒有變化，還可以在湯裡加入黑胡椒、薑黃或蘋果醋等來調味，改變一下口感。

大骨湯斷食的頭兩天，除了大骨湯之外，參加者還可以飲用水、茶以及花草茶，但不能喝含有咖啡因的飲料。從第三天起，可以在晨間喝一杯加入椰子油或草飼酥油（使用放牧草飼牛的牛奶所製成奶油中的乳脂肪）的咖啡。在前三天，完全不吃任何固體的食物，到了第四天，中餐會食用以蔬菜為主所製成的果昔，晚餐則吃以蔬菜沙拉為主的輕食來結束這一天。

前三天為了預防缺乏維生素和礦物質，參加者也可服用一些維生素的營養補充品。

04 以「不再依賴醣類」為目標，開始實踐斷食

對於迄今從未實踐過斷食的人來說，當他們在體驗大骨湯斷食之後，感想通常會分為兩類。其一是「**頭腦感到前所未有的清晰，身體狀態也變好了。**」這是因為當累積在體內的能量（肝臟和肌肉裡的「糖原」）消耗完後，人體就會開始使用蛋白質和脂質裡的能量來取代醣類。能順利完成這種能量切換的人，會感到身體變輕盈了。

但對於能量切換無法順利完成的人來說，因為身體仍處在持續渴望醣類的狀態，所以當能量用完後，身體就會出現發寒、倦怠以及發抖的情形，更有甚者還會出現想吐、嘔吐以及一直拉肚子的狀況。

尤其是那些對醣類依存度較高的人來說，在斷食的第一天晚上，會因為發生上述的症狀，讓斷食難以繼續進行。因為是首日的夜晚，在經過早上和中午沒有吃東西之

後，身體會出現強烈的排斥反應。遇到這種情形時不要勉強自己，應該暫時結束斷食，去吃些簡單的食物。

或許有不少人會因為不得不中止斷食而氣餒，但請各位千萬不要有挫敗感這種情緒。因為藉由這次經驗，可以測試出自己目前的體力能支撐到何種程度，這也是很有意義的一次挑戰。對醣類的依存度，能夠藉由持續執行「十六小時不吃東西」的間歇性斷食，逐步獲得改善。

能夠持續進行斷食的能力，其實就是在沒有醣類的情況下，生活還是能過下去。這種能力可以使人在斷食的過程中，把體內的蛋白質或脂質，轉化為能量使用，也就是能夠盡早完成利用其他能量源，來取代醣類的引擎交換能力。我稱這種能力為「斷食肌力」。

斷食肌力和肌力訓練一樣，都需要藉由不斷地重複練習，才能讓身體產生記憶，確實提升實力。就算無法一次就完成大骨湯斷食，隔一、兩個月後，還是可以再次挑戰。在面對同樣的關卡時，相信第二次會比第一次來得容易些。在我的學員之中，只有一位的挑戰次數高達六次，但據他表示，第六次最輕鬆。我認為擁有「斷食肌力」

對人類來說是一件好事，因為在遭逢巨大災難，缺乏食物的時候，這種能力可以幫助自己度過難關。

若拿大骨湯斷食和只能喝水的「水斷食」相比，前者顯然要比後者容易執行多了。因為大骨湯裡含有蛋白質、胺基酸和脂質，所以不會讓實踐者陷入能量不足的困境。而且儘管身體仍然維持消化和吸收的功能，但因為沒有吃固體食物，所以可以減輕腸胃處理食物的負擔，也不會讓腸黏膜發生萎縮。在執行一般的斷食之後，因為腸黏膜會萎縮，所以在結束斷食之後，需要吃幾天的「回復食」加以調整。但在結束大骨湯斷食後，除了東西吃少一點之外，在飲食上並無其他限制。

最後要提醒大家，**不論是執行哪一種類型的斷食，只要是糖尿病患者，尤其是正服用控制糖尿病藥物，以及接受胰島素治療的人，都必須在得到主治醫師的許可後，才能進行斷食**。因為一般來說，醫師會根據患者的卡路里攝取來決定藥量，因此擅自進行斷食，會有引發低血糖的風險。

05 漸強斷食

結束為期四天的大骨湯斷食後，學員們已經養成斷食的習慣，與此同時，我的體驗課程也要開始加入運動的項目。如果是沒有運動習慣的人，一開始不用勉強自己去做身體無法負荷的運動項目，重點應該放在「養成運動習慣」。總之，首先以做到「一天有十六個小時不吃東西，八個小時可以進食」為目標。這對醣類依存症狀較輕的人來說，應該第一天就能做到。

然而對於習慣三不五時就要吃點零食，睡前還得讓嘴巴動一動的人來說，一天之中除了睡覺的時間以外，都處於進食的狀態。如果要他們一口氣挑戰十六個小時不能進食只可以喝水的生活，難度恐怕頗高。

因此在第一至二週時，可以先把達成十二小時間歇性斷食設定為基礎目標。等克服了十二小時之後，再往十四、十六小時邁進。第三週時，把十四個小時不進食設為基礎目標，這一週可以拿兩天進行十六小時斷食。到了第四個星期，這週要有三天以上進行十六小時斷食，要是行有餘力，則可挑戰二十小時斷食。

像這樣以漸進的方式來逐步增強斷食強度的方法，稱為「漸強斷食」（Crescendo Fasting）。「Crescendo」一詞的原意是聲音逐漸增強之意。

在十六個小時不吃東西的過程中，補充足夠的水分是很重要的。尤其對於原本就容易便祕的人來說，如果少了飲食帶來的刺激，水又喝不夠的話，排便就會越加不順。一般人若想排便順暢，可以服用適量的鎂補充劑、鹽滷或維生素C補給品。因為執行十六小時斷食的目的，是要中止醣類的攝取，不讓胰島素分泌，所以在執行斷食的過程中，還是可以飲用加入MCT油（Medium Chain Triglyceride，或稱中鏈脂肪酸油）或草飼酥油的咖啡。另外，也可以將少量的膠原蛋白粉末加到咖啡中飲用。

當一個人能做到十六小時的間歇性斷食後，最容易能感受到的變化就是白天的生活品質得到提升。想打瞌睡的情形變少後，能用於工作或處理其他事情的時間自然就會增加，如此一來每天都會過得很充實。

06

養成運動的習慣

不運動就容易生病，壽命也會減短，有關運動能帶來的健康效果，已經獲得科學的證明。

雖然運動的益處每個人都能具體感受到，但許多人在日常生活中，哪怕只有一分鐘也好，也不會用在運動上。大多數的人會注意該吃或不該吃什麼，卻沒把心思放在運動上，然而想維持身體健康，飲食和運動缺一不可。要知道，不論偏廢了哪一方，健康都會出問題。就算每週上三次健身房，卻放縱自己的食慾，所能得到的效果當然會打對折。

不少人在運動時，往往只把注意力放在自己花了「多少時間」，以及做了「什麼運動」上，然而我們真正需要關注的，應是自己是否有「每天運動」。養成每天運動的習慣，是維持健康的關鍵。若已經養成每天運動的習慣，就沒有必要從事會感到疲勞的長跑，或是隔天會讓肌肉痠痛的肌力訓練了。

我在寫作本書時，預設的讀者群是三十歲以上的人。**人一旦過了而立之年，最重要的就是要維持自己的肌力，以及不要讓關節受傷**。上了年紀後，如果還是會背負超過自己所能負荷的重物，讓關節受傷的話，所產生的疼痛將可能伴隨你一生。

若想每天都能鍛鍊身體，其實只需在家裡做徒手訓練（只靠自己的體重，不使用任何有重量的運動器材）就能做到。在我經營的健康學院裡，會透過「**在二十八天裡每天做兩分鐘晨間運動**」的活動，敦促學員們動起來。

兩分鐘晨間運動的內容為：做三次時間為時三十秒的運動，以及中間穿插兩次，每次十五秒的休息時間。**或許讀者們會覺得兩分鐘還挺短暫的，然而唯有在親身體驗之後，才會知道要每天早上都持之以恆的困難之處**。有些人會以睡過頭或今天沒有運動的心情為藉口，無法持續運動。另外，要在三十秒內盡全力來運動，除了需要先設定計時器，還得在短時間內集中精神執行。

在我的健康學院裡，學員們必須在二十八天內，每天報告做了什麼運動。我認為正是因為有強制力的存在，他們才會堅持運動。**一個習慣的養成，其實和個人的意志力沒有關係，重要的是能夠有支持及配合實踐該習慣的環境**。

如果你身邊缺乏這樣的環境，只能靠個人努力的話，那麼為自己打造「強制力」，也是可行的做法，例如告訴身邊的人，自己要每天堅持運動，而且還要向他們報告，也可以在ＳＮＳ（社群網站）或Youtube上公開自己要做的事情。當你把每天要做的事情攤在眾人面前，就等於為自己創造出有效的強制力。

或許有人會認為，有必要做到這種程度嗎？是的，養成一個習慣，就是這麼不容易。要讓自己這一生都能過著健康的生活，就得養成運動的習慣。

07

步行能力決定壽命長短

我在第一章第四節曾提到，鍛鍊身體的目的是為了讓肌肉能維持軀幹的穩定。當肌力衰退後，人們跨步的幅度及步行的距離都會縮短。只要觀察一下走路顫顫巍巍的老人家，就會知道我們該強化哪些部位的肌力。

人類走路的動態結構，是先伸出一隻腳，當身體的重量往前移動時，另一隻腳會用來支撐全身的重量。如果用來支撐身體全部重量的腳不夠力，已經伸出去的前腳就得快點著地才行。然而，如此將會使步幅縮小，看起來也會失去穩定感。現代社會中，許多人的工作都是坐在桌子前完成，生活中不太需要走路，好像已是理所當然了。但人要是不走路，肌力就會衰退。而且坐著的時間越長，還會影響人們生病、住院和死亡的機率。因此在日常生活中，應該隨時提醒自己，盡量減少坐著的時間。

那麼一天要走幾步，對健康才有益處呢？讓我們來看看，針對一群平均年齡為七十二歲的美國女性，她們每日的平均步數與死亡率的相關研究報告吧。研究開始時，先將一萬六千七百四十一位的女性，以步數分為四個組別，這四組的平均步數分別為兩千七百一十八步、四千三百六十三步、五千九百〇五步、八千四百四十四步。之後經過為期四．三年的觀察後發現，將平均步數最多的組別（八千四百四十四步）來和最少的組別相比（兩千七百一十八步），前者的死亡風險較後者低了百分之五十八。

從這個研究可知，每天的步數越多，則死亡的風險越低，但這樣的效果經過試算後，發現大約在七千五百步左右時就會停止。過去「一天走一萬步」曾被認為是有益健康的做法，但**以「一天走七千五百步」為目標**，才是經過實驗認證，對身體健康有益的目標數值。就算在一天中走不到這個數字，經由**其他研究的試算結果也發現，每天只要能多走一千步，也能降低死亡率**。把「比目前的步數多增加一點」當作目標，就能為健康帶來不少益處。

為此，首先要做的就是在身上配戴計步器。現在就連手錶和智慧型手機，也都已經有計步的功能了。我從以前開始就有攜帶電子計步器，隨時觀察步數的習慣。有研究報告指出，只是把計步器配戴在身上，就能讓人產生想要多走路的念頭。

不管用什麼工具都好，希望各位都能開始測量自己的步數。光是看到步數的數字，就能養成多走路的習慣。

08 只能維持三分鐘熱度的人，可以這樣鍛鍊肌肉

因為一般人並沒有要以成為健美選手為目標，所以不用把身材練到令人嘖嘖稱羨的地步，但仍須預防全身的肌肉不會萎縮，讓肌肉能維持在可以一直活動的狀態。雖然從事不同種類的運動可以達到上述的目的，但比起散彈打鳥，什麼都去嘗試，把目標鎖定在訓練需要動到的肌肉部位，可以收到更好的效果。等到養成運動習慣後，再增加其強度。

我建議可以把**「四分鐘高強度間隔訓練」**，**設定為個人運動的目標**。具體的做法是，為了能藉由鍛鍊心肺功能和肌力的平衡，可以採用**「二十秒運動，十秒休息」**，**合計共做八次的TABATA間歇訓練**（**Tabata Training**）。並在執行過程中，加入以下這三種肌肉鍛鍊項目。

一、活動肩胛骨周圍的肌肉

肩胛骨一帶有許多不同的肌肉，其中稱為「旋轉肌」的肌肉群，負責把肩胛骨和手腕的骨頭連結在一起。因為旋轉肌屬於「深層肌」，若不刻意鍛鍊，就容易萎縮。俗稱四十肩或五十肩的症狀，多半都和肩關節的穩定性變差有關，而旋轉肌肌力的衰退，也是造成症狀發生的原因之一。

因為以旋轉肌為中心的訓練較專業，所以本書並未介紹，但我建議大家可以多做伏地挺身以強化肩膀附近的肌肉。當你做伏地挺身時，請在腦中想像，當身體往下時左右兩邊的肩胛骨有確實靠近的感覺。

位於左右兩側肩胛骨相近之處，存在一種名為「棕色脂肪」的特殊脂肪，這種脂肪只要一經燃燒，就能提高人體的代謝。因此只要不斷刺激該部位，就能提高身體的溫度，達到促進代謝的目的。棕色脂肪較多的人，比較不容易罹患心律不整、高血壓、糖尿病、冠狀動脈疾病以及腦血管疾病等慢性病。

對於肌力較弱的人或女性，因為做伏地挺身可能容易傷到腰，所以可以像左頁下圖4以膝蓋著地的方式，或是借用牆壁做推牆式的伏地挺身。

二、活動肚臍以下的腹肌

讀者們看到「肚臍以下的腹肌」這幾個字，是不是不太懂是什麼意思呢？

一般人提到「腹肌」時，腦海中浮現的大多是左右各有三塊肌肉的印象，這部分的肌肉若結實又清晰可見，就會被稱為「六塊肌」。腹肌又稱為「腹直肌」，在人體的左右兩側各有四塊。

其中**最不起眼的當屬肚臍以下、腹直肌最下方的部位**。如果此處的腹直肌肌力衰退，就會讓肚子凸出來。身材如幼兒般肉肉的人，其實就代表他的腹肌肌力很弱。一旦這個部位的肌力不夠，人體內就會腹壓不足，進而引發腰痛和便祕。

在日本的禪和武術中稱此處為「丹田」，這

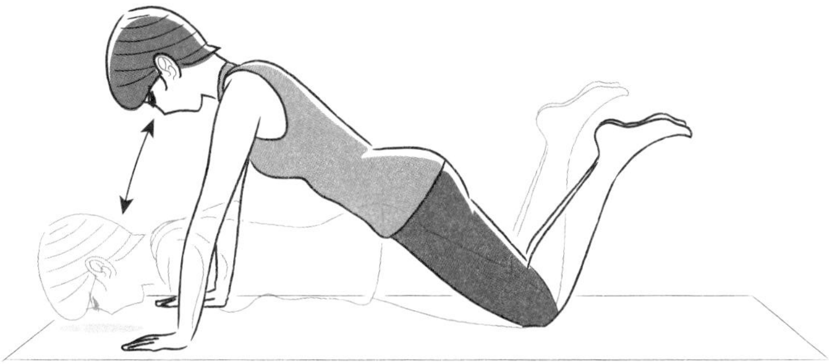

圖4　伏地挺身

肚臍下方數公分之處，被認為是人類生命活動的中樞。據說要是能在呼吸時把注意力集中在丹田，就能收到調整自律神經及改善疲勞的功效。然而若平日沒有鍛鍊以及使用腹直肌最下部肌肉的習慣，那麼要想把力量集中在丹田來呼吸，也不可能一蹴可幾。

可以說，對肚臍以下，亦即對腹直肌最下方的肌肉進行鍛鍊，是維持生命活動不可或缺的一環。

但哪怕是一般人經常會做的腹肌運動，例如仰臥起坐，也很難鍛鍊到腹直肌最下方的肌肉。要想訓練此處的肌肉，重點不在上半身，而要做抬腿的動作。像「**仰臥舉腿**」，就是以躺姿，交

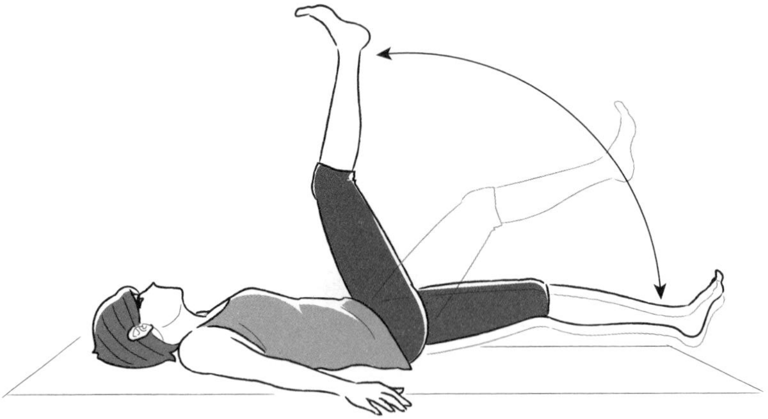

圖5　仰臥舉腿

互抬腿的一種運動。藉由做仰臥舉腿，我們可以練習如何把力量集中在下腹部（如右頁下圖5）。為了不傷到腰部，我們需要把全部的精神集中在肚臍以下的腹肌。希望各位能把這項運動放進高強度間隔訓練裡。

另一個我想向大家推薦的運動為平板支撐。儘管這項運動也是藉由手肘和指尖來支撐身體（雖然姿勢和伏地挺身一樣，但平板支撐是以手肘來撐住全身），這項運動即使只利用三十秒到一分鐘的零碎時間執行，都能有效鍛鍊下腹部的肌肉。

在開始嘗試時你會發現，連要撐住一分鐘都不太容易做到，而且一旦姿勢不正確就會傷到腰。因此在做平板支撐時，記得要把意識集中在下腹部，且不要過度彎折到腰部。如果是肌力較差的人，可以先從維持膝蓋著地的姿勢開始嘗試。

三、活動臀部的肌肉

一個人在喪失了步行的能力後，臀部肌肉會萎縮得最嚴重。臀部肌肉和腹部及背部的肌肉，共同支撐著我們的身體。因為臀部肌肉力量衰退的人很難做到單腳站立，所以當他們在站著穿褲子或襪子時，就很容易重心不穩。

提到鍛鍊臀部肌肉的方法，相信有許多人都會立刻想到「深蹲」，但一般深蹲主要鍛鍊到的其實是大腿的肌肉而非臀部。由於我們鍛鍊肌肉的目的是為了維持日常生活所需，因此我推薦大家不妨試試，只是單純從坐在椅子上的姿態到站起來的「椅子深蹲」（請見下圖6）。

椅子深蹲就是從坐在椅子上的姿勢到站起來，然後慢慢回到椅子上，接著再站起來的反覆循環。大家在做椅子深蹲時，請別忘了我在上個運動時提醒的，要把力量集中在腹直肌最下方。

在做椅子深蹲時，如果能毫不費力就站起來，則可進一步嘗試多數人起初並不容易做到的只靠單腳站起來。如果覺得只靠單腳站起來有困難，可以試著在屁股已經離開椅子後，再從雙腳站立改為單腳，

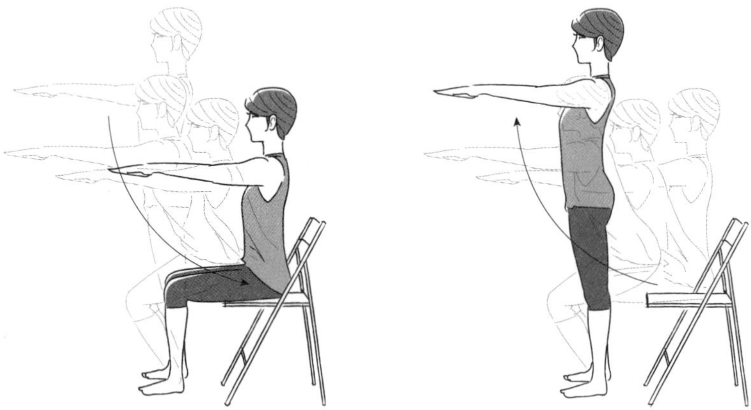

圖6

然後慢慢坐回椅子上。椅子深蹲除了可以任何時間做，包括上班時的休息時間。

除了我在本文所介紹的鍛鍊這三種肌肉部位的方法外，當然還有許多不同的鍛鍊方式，各位可以自行上網搜尋，或向熟悉該領域的教練請益，在晨間的運動時間進行不同的訓練。因為一直做相同的運動，身體就會習慣該動作所帶來的刺激，結果弱化了鍛鍊所產生的效果。

09 擁有良好睡眠品質的睡前儀式

減少睡眠時間以及睡眠品質的低下，對健康造成的不良影響遠超過一般人想像。

相信很多人都體驗過，睡眠不足時腦袋不太靈光的感覺吧。已有研究證明，將睡眠充足和睡眠不足時的判斷能力來做比較，兩者呈現相當大的差異。後者的判斷能力，甚至和醉漢處於同一個等級。

另外還有研究結果表示，一天的睡眠時間為七至八個小時，最能降低心臟病和腦中風發生的機率，反之則可能有上升的風險。除此之外，睡眠時間短更是使人發胖及食慾增加的原因。若有人長期睡不飽，認為反正就只是睡眠不足而已，沒什麼關係，那麼他在日後一定會嘗到很大的苦頭。

要想提升睡眠的品質，我認為進行「睡前儀式」是個不錯的做法。首先，**最簡單**

的儀式為「深呼吸」，能讓白天時自律神經處於興奮的交感神經優位狀態，轉變為能使人放鬆的副交感神經優位狀態。每一次深呼吸時，請盡量延長呼吸的時間，等做完十次深呼吸後再入睡，就能大幅改變睡眠的品質。

有些人在晚上會用電腦處理事情、用手機看影片或上網查找資料，即使到了該就寢時，還覺得意猶未盡。我的方式是，為了盡快處理完事情，會戴上眼鏡，並把電腦螢幕設定為「夜間護眼模式」，在低藍光的環境做事。若睡前仍在處理事情，會影響睡眠激素「褪黑激素」的分泌，所以不論多晚睡覺，我建議至少要在入睡前的一個小時，結束使用3C產品。

另外，**我也建議在睡前要把房裡的燈光調暗，然後讀點書、寫寫日記，回顧一下今天做了些什麼**。

儘管減少睡眠的時間來處理其他事情，確實能讓人在當下感到很充實。但到了隔天做事的效率肯定會變差。我認為在睡前做深呼吸，所獲得的益處都會在隔天後回報到自己身上，這絕對是人生中最值得的投資。

10

每個月養成一個好習慣

在執行間歇性斷食時，能進食的時間設定為八個小時。只要每次用餐時都能遵守「吃飯只吃八分飽」這個準則，那麼在這八小時內，於正餐以外的時間還是可以吃些水果。

雖然我會在下一章介紹，哪些是應該遠離的食物，在短期內盡量別吃。但這類的限制，還是要以不會讓自己感到有壓力為原則。然而只有「時間」，是我希望大家都要嚴守的項目，亦即我們要嚴格遵守自己所定可以進食的時段。在這段不能吃東西的時間，則要記得常常補充水分。

運動和補充水分一樣，不應僅限於晨間的寥寥數分鐘。當意識到自己已長時間久坐時，就應該站起來舒展一下筋骨，例如做簡化版的深蹲。如果有牆壁可以使用，還能把手搭在牆上來做單腳深蹲，藉此訓練單腳站立的平衡感。另外，走路時若能意識到把力量集中在腹直肌最下方的丹田，還有助於調整步行的姿態。

若想一次就把所有事情都做到位，人腦會出現強烈的抵抗感，因此做事還是按部就班為宜。在剛開始養成運動習慣時，人們的確需要靠意志力來支撐，（自我提醒：「來做運動吧！」）但在日子久後，做運動就會潛移默化為一種理所當然的狀態。

出現這種狀態時，也就表示決定個人行為的部位，已經轉移到大腦基底核了。透過大腦基底核來控制行為的狀態，稱為「習慣化」。個人的行為只要一經習慣化，就不用再把注意力放在是否要做某件事情上了。如此一來，人們就能把注意力用於培養其他習慣。要是每個人都能用二十八天培養一個對健康有益的習慣，在一年後，不就可以養成十二個對身體有益的習慣了嗎？若真能如此，請想像一下自己的健康狀態會出現什麼樣的變化呢？

無論如何，要先請各位決定一個想養成的好習慣，然後開始跨出實踐的第一步吧。

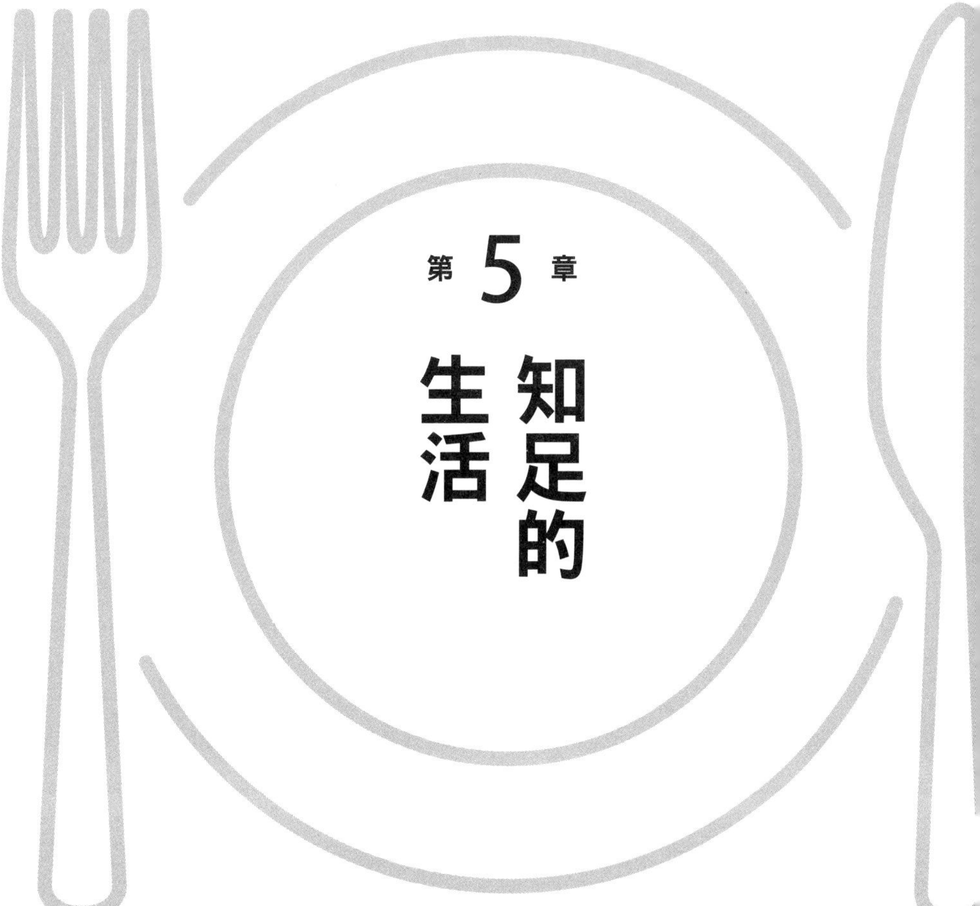

第5章

知足的生活

01 別碰「超加工食品」

當腦海中出現想吃的食物時，大家會為了滿足口腹之慾，馬上找這些東西來吃嗎？

過去認為，如果人們特別想吃某種東西，就表示體內需要補充特定的營養。從中醫（漢方）的角度而言，食物的味道可以分成「五味」，也就是依據味道的不同，可以將食物分成五種類別，分別是酸、苦、甜、辣、鹹。每當人們想要獲得某種味道時，可視為體內的某個臟器出了問題，需要好好照顧。例如當某甲想吃酸味的東西時，代表他的肝臟有點弱；而當某乙想吃苦味的東西時，表示他的心臟不太夠力。遇到上述的狀況時，就需要挑選對「味」的食物來調養生息。

原則上，若是基於前述的理念選擇自己認為美味的食物並不會有什麼問題，然而生活在現代，如果我們仍然想吃什麼或覺得什麼東西好吃就滿足口腹之慾，是相當危險的事情。

目前日本政府認可的食品添加物，總數已超過一千六百種。使用這些食品添加物所製造的食物，不論在味道、外形、香氣和口感上，都會造成我們五感的混亂。

因添加了甜味劑、酸化劑和胺基酸而提升美味的食物，它們的滋味和風味都是人工創造出來的。要是習慣了添加物的味道，腦部就會誤以為這樣的「假貨」才是食物真正的味道。

人類的味覺到十歲幾乎就定型了。如果一個人在孩提時就開始接觸使用大量添加物的加工食品或速食，就會習慣吃使用了添加物所產生的「重口味」。在這樣的食物裡，我們感受不到高湯的鮮美或新鮮食材的美味。一旦人們對味道較淡的食物失去興趣後，就會像毒品成癮者那樣，不斷渴望獲得那些高鹽、高糖和高油的食物。

時至今日，當我們挑選的食物（尤其是經過加工的食品）時，已經無法只仰賴個人的味覺和五感，認為「只要吃好吃的東西，就能有益健康」了。現在挑選食物時，從某個程度上來說，還得動動腦才行。

食物依加工的程度，可分為Group 1至4的四個等級。

Group 1中包含經由乾燥、磨碎、煎、煮、低溫殺菌、冷藏或冷凍處理過後的蔬菜、水果、種子、動物肉類、蛋、奶以及水等，源自於自然的食材。

Group 2內的食物是指可以從Group 1或自然環境中獲得，例如經過加工後能用於料理的油脂、砂糖和鹽等。

Group 3屬於加工食品，是在Group 1的食物中，加入Group 2的鹽、砂糖或其他物質所製成的食物，例如麵包、魚罐頭，或使用糖漿的水果類食品。

Group 4中的食物，稱為「超加工食品」。充斥在我們生活周遭，隨處可見的碳酸汽水飲料、零嘴、巧克力、糖果、冰淇淋、大量生產的麵包、餅乾、鬆餅、早餐的穀物麥片、冷凍披薩、雞塊、魚塊、香腸、漢堡肉、熱狗及泡麵等，以上這些全都屬於超加工食品。目前已經有多項研究指出，食用超加工食品與罹患心血管疾病，都有明確的關聯性，包含提高所有死因的風險、罹患所有類型癌症（包含乳癌）的風險，以及讓人肥胖的風險等。

02 超加工食品中的添加物

超加工食品在製造階段就有異於其他種類（Group 1至3）的食物，和製作「塑膠模型」基本上沒什麼不同。超加工食品在製作過程中，會把製作一般食物不會用到的各種精製糖（高果糖漿、麥芽糊精、葡萄糖、乳糖）、加工油脂（通過氫化或酯交換所製成的油）以及加工蛋白質（水解蛋白、大豆分離蛋白、麩質、酪蛋白、乳清），混合起來使用。

上面提到的，都是從高收穫量的植物性食物（例如基改玉米、小麥大豆和甘蔗等），以及用集約式養殖的牲畜們的屍體，在經過精製、粉碎等加工過程後所得到的物質。

這些物質在混合重組後，再以油炸或燒烤等工業技術加工，就會搖身一變，成為我們的食物。

這些食物使用了食用色素、香料、乳化劑，以及其他不同種類的食品添加物，使口感受到大眾歡迎。另外，為了延長保存期限，還得使用防腐劑。最後把它們裝進美麗的包裝盒裡，一切就大功告成了。

當大家都知道超加工食品的原料和製作方式後，還會想把它們吃下肚嗎？超加工食品就是從這些不知道原來究竟是什麼東西的粉末和液體，在經過加工後，最終呈現為看起來很漂亮、吃起來也很美味的食物。

這類有暴利可圖的「假食物」，因具有可立即食用的便利性，又受到商業行銷的推波助瀾，已有逐漸取代生鮮食物地位之勢。如果每天都以市面上販售的麵包、穀物麥片、優格和果汁當早餐，就等於天天都在不知不覺中吃進大量的超級加工食品，會對健康帶來負面影響。

事實上，醫學學術期刊中已經刊登過不少文章，指出當今許多不同類型的健康問題，其實都源自於超加工食品中所含的食品添加物。透過動物實驗，研究人員發現被用於食品、醫藥用品和化妝品中，名為「羧甲基纖維素」（ＣＭＣ）和「聚山梨醇酐脂肪酸酯八十」（ＰＳ80）的增稠劑，會破壞守護腸內腸上皮細胞的黏液。

因為黏液是腸子的守護者，所以一旦黏液變薄，會使細菌輕易地侵入人體。而前面提到的諸多添加物，更會進一步使人的代謝紊亂，進而變胖，在體重增加之餘還會出現暴飲暴食的傾向。另外，添加物和腸子發炎之間的關係，近來備受研究關注。有研究報告就提到，「乳化劑」（能讓水和油這類無法混合在一起的物質，較易結合在一起）這種添加物，會擾亂腸內的細菌叢。

希望各位在選擇食物時，都能盡量選擇「原形食物」（未經加工的自然食物），而且自己下廚。如果可以，也請遠離每天以餅乾零食或便利商店販賣的便當和小菜果腹的飲食生活。

03 吃麵包和義大利麵時，腸子裡都發生了什麼事？

相信已經開始學習有關健康食材相關知識的人，對「麩質」這個名詞並不陌生吧。麩質是小麥裡的一種蛋白質，這種物質能讓小麥粉在溶於水後，產生黏度和彈力。然而目前已經發現，麩質的成分會對腸子帶來不好的影響。

在歐美國家中，對麩質產生「乳糜瀉」這種自體免疫性疾病的人數，約占總人口的百分之一。患有乳糜瀉的人，不能食用含有麩質的食物，包括由小麥、裸麥和大麥所製成的食品。即使沒有乳糜瀉的症狀，也有不少人在執行「無麩質飲食」（食用不含麩質的食物）後，覺得身體的狀態變好了。因此，目前在歐美國家已有不少人在實踐無麩質飲食。因為日本人罹患乳糜瀉的比例沒有歐美國家那麼高，所以對麩質所產生的反應也沒有那麼重視，然而視而不見並非好事。

腸子對麩質產生的反應會引發腸漏症。腸子的黏膜細胞在一般情況下，彼此會緊密地連結在一起，細胞和細胞之間沒有空隙。這些緊密相連的細胞，在正常情形下會像「上了鎖」一樣，而具有解鎖功能的，是一種名為「解連蛋白」的物質。

解連蛋白的分泌量一旦增加，就會破壞腸細胞的緊密連結，讓細胞和細胞之間產生空隙，這樣的狀態就是所謂的「腸漏」。已有研究發現，麩質會影響腸道細胞，誘導解連蛋白的分泌。也就是說，當人體在消化吸收麩質時，一定會產生腸漏的症狀。

或許要大家想像一下腸子裡面的樣子並不容易，然而「腸子裡面」，其實就在「身體外面」喔。我彷彿已經看到各位疑惑的表情了，但腸內的空間確實不在人體裡。

腸子是貫穿人體，從口腔連接到肛門的一條管道，途中還有胃、小腸和大腸等器官。而保護腸子的是在其表面，厚度僅有一層的腸黏膜細胞。與之相較，皮膚則有好幾層的細胞和角質，來隔絕人體內部與外部的接觸。因此異物要穿過皮膚侵入人體內，其實並不容易。然而若換作是腸子，異物只要突破那僅有一層的腸黏膜細胞，就能辦到了。而且腸黏膜細胞之間的隙縫，還會因人們攝取了麩質而門戶洞開。

健康的腸黏膜細胞會分泌黏液，在腸子表面形成一層屏障。而腸子裡的免疫細胞和「善玉菌」[1]（好菌）也會一起聯手，防範毒素的入侵，只讓營養素通過屏障。但在腸漏症的狀態下，腸黏膜細胞間因為出現了空隙，導致毒素可以在腸內暢行無阻。當腸內出現發炎症狀，則又會阻礙人體吸收必要的養分。

1 譯註：日語中的「善玉菌」泛指存在於人類腸道內，其代謝物能使人體健康的菌類，例如益生菌、乳酸菌和比菲德氏菌等，也就是俗稱的好菌。而與善玉菌相反的則為「惡玉菌」（壞菌），例如葡萄球菌、大腸菌以及壞疽性桿菌等。

04

腸漏症狀能提醒你遠離麩質飲食

出現腸漏的症狀，對人體來說其實有其必要性。當腸子裡出現需要排出體外的病原體時，水分能藉由腸細胞之間的空隙進入腸內，並帶入免疫物質和免疫細胞，把腸子好好清一清。之後病原體則會以腹瀉的方式，被快速排出人體。由此可知，腸漏這種症狀是人體為了解決問題時所製造出來的狀態，絕不能只把它當作一件壞事。

但當人們吃進小麥後會讓腸細胞之間的空隙洞開，卻也令人十分傷腦筋。一個經常吃以小麥製成的麵包、義大利麵和烏龍麵的人，他的腸子基本上是處於不設防狀態。或許有些人會認為，反正我吃了這些小麥製品後也沒事，所以應該沒問題吧。然而已有研究指出，由麩質所誘導產生的腸漏症狀，會出現在所有人身上。

當人出現了腸漏症狀時，會通過空隙入侵到體內的，除了毒素外，還有細菌和食物。而在麩質進入人體後，身體就會產生對付麩質的抗體。目前已經發現，這種抗體對人的腦部也會造成不良的影響。

除了麩質，當不同的抗原（蛋白質、肽）進入體內，人體也會製造抗體。所謂的「自體免疫性疾病」（Autoimmune Disease），指的就是免疫系統製造出會攻擊自身組織（自身抗原）的抗體（自體抗體），這種抗體會對自己的身體發動攻擊。已有研究報告指出，腸漏症和自體免疫性疾病（例如一型糖尿病、克隆氏症、多發性硬化症、僵直性脊椎炎等）間有很強的關聯性。目前醫學界認為，腸漏症會引發抗體產生，可能是被活化的免疫功能出現過度反應的原因。

或許從日本人罹患乳糜瀉的比例很低這個事實來看，有人會認為要日本人實踐無麩質飲食並沒有太大的意義。但若是從「讓腸內從對由小麥所引發的反應中恢復正常」這個觀點來看，減少食用麵包、義大利麵、烏龍麵，以及會使用到小麥的油炸食物，確實有其必要性。

05

即使是每天吃的食物，也可能和身體不合拍

其實會引發腸漏症的可不是只有小麥。

人體內的腸內細菌在維持腸內環境上，扮演著相當重要的角色。而腸內細菌的遺傳信息，又會對腸內的免疫力產生很大的影響。腸內細菌之所以會發生問題，都和會引發腸內過度免疫反應的腸漏症脫離不了關係。因此就算沒有吃含有小麥的食物，只要腸內一直處於發炎的狀態，就和發生腸漏症沒什麼差別了。

腸內環境會出問題的原因，來自於飲食、慢性壓力及環境毒素。從飲食的角度來看，每個人都會因攝取過量，如Omega-6比例較高的植物油，以及食品添加物，而容易引起發炎症狀。此外，攝取過多的酒精、服用含有阿斯匹靈等的止痛藥或口服避孕

藥等藥物，也會把腸內環境攪得天翻地覆。

在此我希望大家都能認識源於飲食習慣，並把腸內環境攪亂主因的「食物不耐症」。

食物不耐症是指在攝取特定食物時，腸胃會出現問題。因為每個人的身體狀況都不同，所以容易和不易出現反應的食物也不一樣，詳細情況只能透過個別做檢測才能得知。通常會讓人產生過敏的食物，在吃的當下就會出現反應。因為把東西吃下肚的人最清楚會出現什麼樣即時的過敏反應，所以會盡量避免頻繁食用這類食物。會產生問題的，往往是那些在吃下肚後身體雖然有反應，但因為症狀輕微，所以會讓人掉以輕心，仍繼續吃的食物。

前面文章說明過，關於小麥會引起腸漏症的原因。然而就算沒有乳糜瀉的症狀，有些人在吃了含有小麥成分的食物後，還是會感到身體不適，這種情況稱為「非乳糜瀉麩質敏感」。目前非乳糜瀉麩質敏感並無診斷方法，人們只能透過執行一陣子無麩質飲食後，以再次攝取含有麩質的食物，這種「挑戰測試」的方式來做判定。

一般認為，屬於隱性非乳糜瀉麩質敏感者的日本人應該不少。例如在我的學員中，有百分之二十的人在經過了二十八天無麩質飲食生活後，再吃含有麩質的食物，或多或少會出現一些症狀。我自己攝取含有小麥的食物後，就會出現嚴重排便不順的情形。根據再食用含麩質的食物後所出現的症狀強弱，我們可以得到在執行挑戰測試時，應把含有小麥成分的食物控制在什麼程度的基準。

另外，對於像乳製品或雞蛋等容易使人出現過敏症狀的食物，我也建議大家先暫時別碰，等過一陣子再吃。有些原本每天都吃雞蛋的人在經過一段日子不吃，之後再恢復吃雞蛋時，竟然出現了強烈到幾乎站不起來的不耐症狀。

有關食物不耐症背後的機制，目前雖然尚未釐清，但推測或許這和人體會對食物中所含的防腐劑、乳化劑以及殘留農藥等產生反應有關。如果只是暫停一段時間，不吃會讓身體有不良反應的那些食物，但之後又再度食用，將無法改善腸內環境惡化的狀況。

06

人類的食物，都是源自大地的成分

大家可曾想過，我們從蔬菜、水果中攝取到的養分究竟是什麼呢？

我們人類無法自行產生能量。而植物則是透過行光合作用，吸收空氣裡的二氧化碳，並且把碳水化合物、脂質和蛋白質等養分，儲存在種子、果實和葉子裡。植物會藉由根部從土壤裡吸收成長所需的氮、磷和礦物質，然後用吸收到的氮來合成蛋白質，用磷來合成脂質，接著將這些物質儲存到種子、果實和葉子裡。

人類和其他動物都是透過食用植物來獲取營養，但這些養分原本是構成土壤的成分，換句話說，我們和其他動物其實都是在攝取來自土地的成分。

一般來說，植物可以在「土」裡生長，但卻無法在「沙」裡生存。「沙」和「土」

的差別在於，其中是否存在生物的遺骸、腐敗物質和微生物。土壤中若沒有微生物，植物的根就很難從土壤中攝取到營養。當我們看到人類腸黏膜的放大照片時，可以發現存在著細小的突起狀構造，乍看之下這個構造和植物的根部還有幾分相似（如下圖7）。

人的腸子裡其實和植物一樣，若沒有腸內菌，腸子內部就無法順利獲取養分。事實上，人體該吸收什麼類型的養分以及分量，都是由腸內菌掌控。由此可知，大家應該要讓腸內充滿能為人體帶來益處的善玉菌。

有些人一聽到「要多吃蔬菜」這句話，就會露出一副不以為然的神情。他

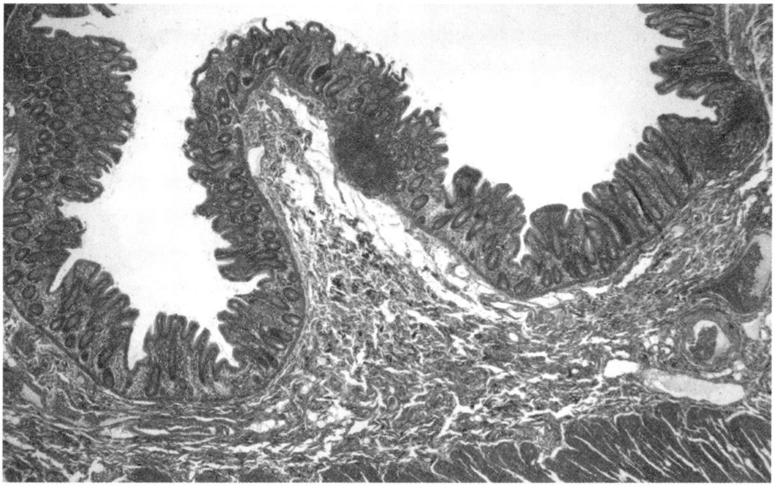

圖7　腸的黏膜　出處：Depositphotos.com

們認為，「在經過長達半個世紀使用化學肥料和化學農藥的慣行農法之後，紅蘿蔔裡的維生素A含量已降到過去的三分之一，而菠菜裡的維生素C含量，更降至四分之一以下。蔬菜的營養價值已大不如前，現在吃蔬菜對身體也沒有什麼益處了。」

但我想反問他們，如果不吃蔬菜，那我們該吃什麼好呢？要想吸收來自大地的成分，沒有比吃蔬菜水果更好的方法了。若想多攝取作為善玉菌主要食物來源的抗性澱粉和膳食纖維，我們的飲食就得以植物為主。為了吸收大地裡的養分，更應該主動吃蔬菜水果。

我曾說過，**抗性澱粉在日語中稱為「難消化性澱粉」，這是一種無法在小腸中消化，會被送到大腸的澱粉。我們可以藉由把米飯放涼的方式，來增加澱粉中抗性澱粉的含量。**

07 謹慎飲用能量飲料

相信不少讀者都有在工作或讀書時，為了提振精神，而購買能量飲料的經驗吧。和含有能讓人「滋養強壯」、「營養補給」成分的「醫藥部外品」[2]（各種營養補充飲料）相比，能量飲料在市面上被單純當做一種碳酸飲料販售。然而已有報導指出，長期飲用這類能量飲料，其實會對健康造成危害。

二〇一七年，NHK的節目曾經報導，有年輕人因喝了能量飲料導致咖啡因中毒，被送到醫院接受治療。根據「日本中毒學會」的調查，五年之間因上述情形被送到醫院的人有一百零一位，其中還有三人因此身故。

2 譯註：日本的「醫藥部外品」是指在受到「醫藥品醫療機器等法」管制的產品中，能緩和特定人體症狀的部分產品的總稱。像是染髮劑、入浴劑、營養補給品和能量飲料等，都屬於「醫藥部外品」。

能量飲料中含有大量的咖啡因和各種藥物成分。一個人若為了想克服睡意和疲勞，打起精神做事，而在短時間內喝了好幾瓶能量飲料，就有可能發生意外。

就拿最有代表性的能量飲料「紅牛」（Red Bull）來說，一罐裡就含有八十mg的咖啡因。如果純粹從咖啡因的量來看，一杯咖啡也含有八十mg咖啡因，而一杯紅茶的咖啡因則為五十mg左右。似乎紅牛的咖啡因也沒有特別多。

然而因為紅牛是喝起來會感覺很暢快的碳酸飲料，所以人們很容易一不小心就飲用過量。至於另一種市面上也很火紅的能量飲料「魔爪」（Monster Energy），每罐的咖啡因含量則高達一百四十二mg，所以更需要留意。

接著我們來檢視一下，飲用能量飲料會帶來哪些功效。有一項研究，藉由讓身體健康的男女飲用「5-hour ENERG」這個品牌的能量飲料（一罐含有二百mg咖啡因）之後，觀察他們在執行與認知神經方面相關作業時的反應。結果發現，即使在六個小時之後，這些人依然精神飽滿，毫無倦意。

但若從實際層面來看，喝了能量飲料雖然能讓人有精神，但對工作效率卻沒有任何影響。除此之外，人們在喝了能量飲料後，血壓和心率都顯著上升，而且在工作時也出現腦血流變慢的情形。

此外還有研究指出，能量飲料和引發心律不整、癲癇以及提高自殺傾向有關。這個結果與飲用相同咖啡因含量的咖啡後，尚無法確認咖啡是否和心律不整有關，兩者形成了鮮明的對比。而且能量飲料的成分中不只有咖啡因，還有瓜拿納（Guarana）以及大量的砂糖。儘管目前有關長期飲用能量飲料會出現哪些健康問題的資料仍不充分，但能量飲料會降低人們的睡眠品質，已是不爭的事實。

另外有研究發現，同時飲用能量飲料和酒類，會增加引起具有致死風險的心律不整的發生率。經由動物實驗已經確認，實驗動物在攝取能量飲料後，心臟的肌肉不但會變薄，且粒線體的功能也會衰退。

綜合上述，在「長期飲用能量飲料對健康不會造成不良影響」這件事無法有明確證據的情況下，既然喝了也無法提高工作效率，還可能會有折壽的風險，那麼疲倦時先好好睡個覺，等恢復體力後再繼續努力，不是更好的做法嗎？

08

居家必備的五款精油

各位有使用過精油嗎？使用精油不僅限於喜愛香氣的女性。早在西元三千多年前，古埃及的歷史中，就已經有埃及人利用精油進行醫療行為和維持健康的相關記載。

構成精油的粒子，是由花、葉、樹皮、根、樹脂以及皮等，由植物不同的部位所抽取出來，具有強烈香氣且高濃度的一種油。世上數以百計的不同精油，具有能**調整荷爾蒙平衡**、**增強免疫力**、**改善大腦功能**、**止痛**與**抗憂鬱**等的效果。有關精油功效的醫學文獻，數量相當驚人。

以下，我就向大家推薦五款居家必備的精油。

一、薰衣草

除了據說滴幾滴在枕頭上，就能讓人一夜好眠的功效外，薰衣草精油還對健康有許多好處。因為薰衣草本身就是強大的抗氧化物質，還具有抑制發炎的效果，所以用它治療燒傷和割傷，能改善傷口以及止痛。

薰衣草精油也是最為世人普遍使用的精油。除了上述的功能外，我們還可以把精油放入擴香機裡，當作芳香劑使用，帶來身心舒緩放鬆的效果。

二、乳香

乳香的英文為「Frankincense」，它的精油是從乳香屬樹木的樹液中提製而出。乳香作為傳統醫學藥材來使用的歷史，可以追溯到六千多年前。因為由乳香所製成的精油被認為具有神聖性，因此在耶穌誕生時，世界上的第一份聖誕節禮物中，就有乳香精油（禮物名單中還有金子和沒藥精油）。

另外，古埃及在製作木乃伊時，也將乳香作為防腐劑。乳香除具有抗發炎、去痰及防腐的作用外，還有緩和不安和鎮靜神經的功效。幾個世紀以來，乳香在民間療法中都扮演重要的角色，作為治療氣喘、皮膚病還有腸胃炎的藥物使用。

因為乳香還具有抗發炎的效果，所以是否能進一步利用乳香來治療膀胱癌等癌症的抗癌藥物，備受醫學界期待。

三、互葉白千層（茶樹精油）

比起互葉白千層精油，一般人或許比較熟悉「茶樹精油」這個名稱。互葉白千層樹（以下稱茶樹）的樹葉，自古以來就被澳洲的原住民當作藥草使用，它不但具有強大的抗菌及抗真菌效果，也不用擔心使用了抗菌藥後，會產生的抗藥性問題。

因為茶樹精油含有良好的抗菌成分，所以也被人拿來當漱口水使用。此外，茶樹精油在治療青春痘（尋常性痤瘡）和香港腳（足癬）上也頗具成效。把茶樹精油稀釋後裝進噴瓶裡，還能用來噴灑桌面，當作消毒液使用。在容易感冒的季節，在口罩裡滴幾滴茶樹精油，或是把稀釋後的茶樹精油直接塗在皮膚上，都能預防感冒。

四、薄荷

薄荷精油是一般人最常使用的精油之一。在日本，薄荷也被稱為「西洋薄荷」，自古以來它的葉子就被日本人用來入藥或食用。

薄荷中的「薄荷醇」成分不但能帶來香味，把薄荷精油塗抹在身上時，還能讓人感受到清涼的爽快感。此外，薄荷還被添加在冰淇淋和花草茶裡，供人享受它所帶來的獨特風味。

薄荷具有的抗菌功效已獲得證實，它在口腔衛生保健（例如預防口臭）以及改善腸道功能上，都具有效果。

因為薄荷還有抗發炎、止痛及改善皮膚方面的功效，所以把薄荷精油混合薰衣草精油後，以噴霧方式噴灑在陽光曝曬過的皮膚上，能產生護膚的效果。

五、牛至

牛至別名奧勒岡。每當我覺得好像感冒時，最先想到的就是使用牛至精油，因為牛至精油具有優異的抗菌、抗真菌及抗病毒效果。

新鮮的牛至葉在經過乾燥處理後除了能用於料理，在過去很長一段時間裡，乾牛至葉還是傳統民間醫學用來治療感冒、消化不良和胃部不適的良方。因為牛至裡含有香芹酚這種抗氧化物質，所以具有獨特的刺激性氣味，能治療人體腸道內慢性的念珠菌症。

此外，有些人原本是為了調整腸胃而飲用牛至精油，結果竟然意外治好了足癬。但因為牛至精油的刺激性較高，請不要連續服用超過十天。

精油的種類豐富，除了單一種類的精油外，還有複方精油。各位可以依據自己的喜好來調製精油，將其當成香水使用，如此還可以避免使用到市面上含有大量化學物質的香水。

09 姿勢決定健康

當我們在思考與身體健康有關的注意事項時，通常想到的都和飲食、運動、睡眠及壓力管理有關，而忽略了保持良好姿勢的重要性。不知道各位是否仔細察覺過自己站著和坐著工作時的姿勢呢？

經常盯著手機螢幕，或工作會使用到電腦的人，脖子容易前傾，很像要把頭探進某個地方。而且伴隨著肩胛骨往前方移動，胸廓還會逐漸變形萎縮。如果沒有注意到自己的姿勢有上述問題，那麼頭部前傾的姿勢就會成為常態。近年來許多十幾歲的青少年，也能發現他們長期都維持類似的姿勢，在照了X光後才發現，他們的頸椎已經開始變形。

人類的脊柱和脊椎原本呈S形。脊椎在靠近脊背的那一側，有一條寬度約為一公分左右，貫穿脊柱的脊髓神經。當脊柱呈S形時，能夠伸展的空間最寬敞，但如果人們姿勢變差，伸展的空間就會變小，脊髓神經也會因此受到壓迫，人們的頭、頸部和手腳都會出現疼痛的情況。

脊髓神經不只連結到我們的手和腳，在人體的內臟也能發現它的身影。於心臟、肺、腸道、膀胱乃至於肛門等處，都有從脊髓延伸出來的神經。由此可知，若姿勢不良，體內的臟器也會跟著出問題，連帶還會弱化個人的呼吸功能，降低肺活量。呼吸功能變差，對全身的氧氣供應和維持血液ｐＨ值的平衡，會造成很大的影響。

不良的姿勢還會使人一直受到腹壓上升的影響，提高出現尿失禁的風險。一般來說，為便祕問題所苦的人中，大部分身體的姿勢都有問題。我在看診時也發現，有腰痛問題的患者中，不少也同時具有便祕的症狀。這可能和他們在上大號時，沒有得到適當的腹壓相助，且從脊髓到腸子的神經刺激平衡出現問題有關。我認為「要想解決便祕問題，就得改善姿勢」這樣的觀念，仍未深植人心。

所謂正確的姿勢是指，站立時頭部的位置要在骨盆的正上方，肩膀自然下垂，肩胛骨略往後方伸展。鼻子的位置要稍微突出於胸骨，從側面看，耳朵的位置應在肩線上方。另外，腹部周圍保持挺直也很重要，盡可能讓肚臍靠近脊椎，略縮小腹。如果能維持這樣的姿態，就等於把力量集中在肚臍下方的「丹田」。

我在前面提過，我們應該有意識地鍛鍊全身肌肉，因為這些肌肉在維持正確的姿勢上，都扮演相當重要的角色。

10 你今天笑了幾次？

對了，大家今天笑了嗎？如果你無法充滿自信地回答「有」的話，可能就要提高警覺了。因為一個人如果沒有意識到要笑，笑容就會逐漸從臉上消失。

現在請各位照鏡子或用手機的照相功能，觀察一下自己的臉。如果發現臉上有深深的法令紋且嘴角是向下的話，就要立刻來執行「微笑訓練」囉。

有研究指出，隨著年紀增長，人們會變得越來越不愛笑。這個以年齡在六十五歲以上的日本男、女性所做的研究裡，在兩萬名以上的受試者中，回答自己每天都會笑的，只占了總數的百分之四十三。問卷中還有「每週笑一至五次」、「每月笑一至三次」以及「沒有笑」等選項，回答的比例分別為百分之三十七、百分之十二和百分之八。這個研究的目的，其實是想找出笑的頻率和罹患某些疾病之間的關聯性，而最後也證實，**不笑的人罹患心臟病和腦中風的風險比較高**。這個結果在排除吸菸和肥胖等對個人的影響後仍沒有改變，也就是說，不笑的人的確承擔了較高的健康風險。

除了前面列舉的例子外，探討笑和健康間關聯性的研究也不在少數。例如已有研究報告指出，笑能夠改善失眠問題、提升免疫功能，以及改善糖尿病的症狀。人類的身體和精神狀態有著密不可分的關係，因為看到有趣的事物而發笑，並不能和健康畫上等號。以上提到的研究，都是人們在實踐「笑」之後，得到有益健康的結論。因此，只是提醒自己要「笑」，就能改善健康狀況。

當我們在年紀還小時，往往可以不為了什麼特別開心的事而哈哈大笑，可是長大成人之後，不知不覺間笑容卻消失了。正因如此，當上了年紀，尤其是過了四十歲以後，就應該提醒自己要主動做「笑的練習」。

參加我的健康教室的學員們會一起做「笑顏練習」。雖然剛開始時，因為會動用到至今甚少使用的頰部肌肉，所以臉部肌肉會有點疼痛，但只要堅持兩個星期，不用刻意為之，這些肌肉也能自然地動起來。當表情改變之後，你會驚訝身邊的人也會因此產生極大的改變，同時你會思考自己過往的表情，到底對身邊的人造成了多大的影響。

如果各位不知道該怎麼笑，可以在網路上搜尋一下「杜鄉的微笑」（Duchenne Smile）[3]，以這樣的笑容為藍本，在鏡子前練習一下吧！

3 譯註：十九世紀中葉，法國神經學家杜鄉（Duchenne de Boulogne）透過使用電流刺激參加他實驗的受試者的臉部，發現人在真心微笑時，會用到拉高嘴唇的顴大肌，以及會讓眼尾收縮、造成魚尾紋的眼輪匝肌這兩種肌肉。日後，發自內心的微笑，被人以杜鄉的名字命名為「杜鄉的微笑」。與之相反的笑容則為「假笑」。

1-1 少食生活就是懂得知足的生活方式

各位是否總覺得自己的人生似乎還缺了些什麼，而不斷地尋尋覓覓呢？現代社會中，物質生活的充實程度大家都有目共睹，人們不用為了吃不飽穿不暖而發愁，隨時可以用智慧型手機查找資料或看影片，網路上下訂的東西明天就會送到手上。話雖如此，只要活著，人仍舊會感到不安。即使物質生活不虞匱乏，背負壓力過生活的人口比例卻沒有因此而下降。我認為對物質和資訊的「欲求不滿」，是一切錯誤的源頭。

若有人問「對健康來說，什麼最重要」，我的答案會是「理解『思考』的力量」。儘管飲食、運動和睡眠等，對人們來說無一不是重要的事，但就算吃得好又有運動習慣，且每天都睡眠充足，但只要無法擺脫不瞎操心，以及容易陷入自我否定的心理狀態，也很難維持身心健康的狀態。

我們需要改變截至目前為止的思考方式。

要讓一個憤世嫉俗的人突然改以笑臉迎人或用正向的態度來思考事情，或是要一個整天緊張兮兮，擔心自己老了以後會長期臥病在床或罹患癌症的人立刻停止這樣的想法，都很不切實際。只有當人們能了解，原來自己的「思考方式」就等同「習慣」，才會知道應以養成飲食、運動和睡眠習慣的方法面對負面思維。

讀者們此刻在想什麼呢？你認為人會有腦袋放空，什麼事情都不去想的時刻嗎？當下我們「正在想事情」的這件事，其實是人類有意識在思考時的一種自覺。人腦一天二十四小時，一年三百六十五天，沒有一刻不在運作。當我們有意識地在思考時，其實只用到約五十位元（Bit，每一秒的位元數＝信息處理能力）人腦的資訊處理能力。在無意識的情況下，人腦其實擁有一千一百萬bps（位元每秒）的信息處理能力。有時我們之所以會出現無來由的喜歡或討厭某個人的情形，其實與受到比有意識時高出二十二萬倍的無意識腦部活動有關。又如當端出點心時，在我們決定要吃的當下的〇・三五秒之前，腦部已經在無意識中做出了要大快朵頤的決定。由此可知，想吃點心的決定，並非由你的意識，而是由無意識所決定。

如果人腦在無意識中所做出的決定是我們所不樂見的，那麼我們就得用有意識的選擇來取代由無意識所做出的決定。而要想養成這種習慣，其實並不需要特別的知識和工具。或者說在養成習慣時，知識和工具反而會成為我們的障礙。

我希望各位每天可以抽出幾分鐘的時間來進行冥想，在腦中和自己對話，思考一下是什麼造成了自己所不樂見的結果發生，並在冥想的過程中加入如下的「感謝日課」。

早晨我能從睡夢中醒來。
每天都可以腳踏實地地走路。
肚子餓時有東西吃。
與家人和樂地生活在一起。
職場上的同事很照顧我。
我能感受得到其他人的溫暖。

只要活著，不管面對多麼微不足道的事情，我們都應該心懷感恩。

當一個人能夠理解此刻的自己其實什麼也不缺之後，就能逐漸從無意識中，排除既有的負面思考方式。

我在此並非想宣揚什麼玄妙莫測的精神理念，我既沒有靈力也沒第六感，只是個典型理工科思維的人。

但我們若能使用與控制思考及意識所具有的力量，現實確實會發生改變。我相信只要「因果關係」能被接受，這肯定會是了不起的科學理論。目前冥想的有效性已得到實證，並被納入腦科學的研究項目中。

大家可以在每日冥想的過程中，思考未來及自己真心期待的事。只要我們能用對於現狀的「滿足」，來置換無意識中二十二萬倍的「欲求」，就能逐漸積累腦中的意志力，然後把積攢下來的意志力，用在自己真正期盼的願景上。

我認為你若能走到這一步，那麼肯定可以體會到何謂「知足」，然後自然而然地開始實踐吃飯只吃八分飽。

後記
實踐少食生活的五種方法

二〇二〇年九月，當許多人對新冠病毒開始感到恐懼時，拙著《吃不胖的免疫力飲食法》[1]在日本出版了。就在該書出版後不久，Cross Media 出版社（クロスメディア・パブリッシング）就來問我，是否能以「節食」為主題，再寫一本書。

節食除了「關注在有節度的飲食生活中，要吃什麼、該吃多少」之外，還必須把「什麼時候吃」也考慮進去。我們每個人都能透過自己的身體親自體驗，限制每日進食時間的「間歇性斷食」，是一種多麼能配合人體生理機能的飲食方式。

我原本每二至三天才會上一次大號，但在開始執行每天十六小時不吃東西之後，排便的狀況就變規律了。

1 譯註：日文書名為《食べても太らず、免疫力がつく食事法》。

一、吃飯只吃八分飽
二、避開加工食品
三、多攝取膳食纖維和抗氧化物質（亦即多吃蔬菜水果）
四、常吃動物性蛋白質和乳製品
五、多喝水

像前述這樣的變化不只發生在我身上，健康教室裡有不少學員也親身經歷過。當我在寫作本書時，會一邊回想起學員們的長相，然後把他們的事例化為文字與讀者們分享。本書中有不少內容都源自個人的體驗，在此我要特別感謝荒木、柴田、藤城和山中四位健康教室的學員。

目前日本社會瀰漫一股「盡可能節食」和認為「一天只吃一餐比較健康」的風潮。我們的身體確實比想像中還要厲害，有些人就算不吃東西好像也沒事。而且和過量飲食相比，不吃反而能讓人在短期內感到更有活力。

然而本書的第一章第七節提到，從生活在世上最長壽地區（藍色寶地）居民所實踐的飲食習慣，發現吃蔬菜以及吃八分飽才是**健康的**，絕對不能故意不吃東西。我認為遵守只在規定的時間內進食、吃飯只吃八分飽，以及不在吃飽後立刻就寢，比什麼都重要。

但就在寫作的過程中，我開始想到若要保持身體健康，只靠控制飲食似乎仍然不夠。於是想告訴大家，在現代特殊的飲食生活中應該選擇吃什麼，以及若一直以加工食品和速食為食，會如何損害身體健康。結果在不知不覺中，最後連運動、處理壓力、便祕及排毒等也寫進了書裡，使內容變得越發多元紛呈，或許還會讓有些讀者恍然明白：「原來生活中有那麼多需要注意的地方啊！」

到目前為止，我已經嘗試過許多不同的健康法、吃過不少補給品，也使用過多種健康器材，然而至今仍未發現一種能畢其功於一役，可以長期維持身體健康的方式。我現在認為，只要一個人能盡量使用在超市購買的食材來烹調食物、天天做運動，加上一夜好眠，再搭配不讓人際關係成為壓力的思考方式，那麼你就幾乎無須再為自己現在和未來的健康狀況發愁了。

本書中所提到的內容到底適不適合自己，各位不妨逐一嘗試，要是發現了適合的，就把它培養成自己的習慣，如此反覆循環。雖然在一個月裡，頂多只能養成一個習慣，但經過一年後，不也能培養出十二個習慣嗎？因此大家目前要做的，就是把注意力集中在眼前想養成的健康習慣，這樣聽起來是不是覺得輕鬆不少？我到現在也是以這種方式來養成健康習慣。

記得有人曾對我說過：「在超過四十歲的人裡，有百分之九十九的人無法改變自己今後的人生，只能隨著惰性過活。」

這句話的意思是，人在過了四十歲後若還過著不健康的飲食生活，沒有養成運動習慣，那麼將很難改變自己的行為。要是與別人相處時，容易感到憤怒或有壓力，恐怕今後也很難改善這樣的人際互動模式。雖然這句話說的確實有幾分道理，但我覺得事情也不見得就一定是如此。

例如我就是一個在四十五歲之前，只知道把時間投入在工作裡的醫師。

過去，我的今天和昨天沒有兩樣，明天過的生活也和今天一樣，而且總是在累到恍神的時候才能上床睡覺。如果這樣的情況持續下去，我的人生的確不會有任何改變，只會隨著惰性活下去。若要說人生可能會有什麼變化，我能想到的也頂多是自己獨立開間診所而已。我的思考方式、談話內容、會做的事情以及習慣等，都只會不斷重複，直到人生走到終點。

以前我也曾認為自己是個特別的人，因而多少有些自我期許，但事實上，我除了是位忙碌的醫師外，在生活方面和社會上其他人也沒有什麼不同。

然而現在四十八歲的我，竟然正在經歷一場我從未想像過的劇變。

目前我除了外科醫師的工作之外，也在網路上經營健康教室，不但出了書，個人的Youtube頻道，竟然還有多達十三萬人訂閱觀看。以上這些人生變化，是四十五歲時的我完全無法想像到的。各位可能會好奇，是什麼促成了我改變的契機呢？

相信大家應該都聽過「蝴蝶效應」吧。這是著名的氣象學者愛德華·羅倫茲（Edward Lorenz）在一次有關氣象的演講中，以一隻在巴西的蝴蝶輕拍翅膀後，經過一連串的連鎖反應，最終可能會形成美國德州的龍捲風為例，說明長期的氣象難以預測時所使用的詞彙。現在大家通常會拿蝴蝶效應來形容一些細微的事物，因不同的原因而連結在一起時，最終竟然會造成驚人的結果。

我的那隻蝴蝶是在一個寒冷的冬日，在我隨手拿起一本健康書，並對書中的內容感興趣時，輕拍了牠的翅膀。從那天起，我身邊開始出現新的學習事物以及與人的邂逅。正因為我在超過四十歲後，還親身經歷了過去不曾想像到的人生改變，讓我深信一個人不管年紀多大，只要能夠改變自己的思考方式，人生就會不一樣。

正因如此，直到今日我仍對遇見改變自己那本書的那天仍記憶猶新。我從那本書中獲得了重拾健康的自信，也消除了面對未來健康狀態的不安。這種改變，我希望能分享給閱讀本書的每一位讀者。

我期待各位都能記住與拙著結緣的日子，而且在三、五年後能這樣想起：「我的改變，都要從看了這本書開始說起。」

在此我要感謝我的家人。首先是內人賀子，她總是微笑地幫我收下幾乎每天都會寄到家裡來的健康用品、營養補充品，以及一些實在難以名狀的食品。然後是長男達也，感謝他在學校宣傳我的 Youtube 頻道。最後是次男陽路，他總會在頂樓靜靜地聽我錄製的頻道內容，然後對我說「表現得很讚喔」。

我很喜歡日本，因為這是一個不論在歷史、氣候、食物以及文化風俗等各方面都很有魅力的國家。我認為若想讓後代子孫也能體會到這個國家的美好，對我們這個世代的人來說，最重要的應該是維持個人的健康，如此一來就能減輕下一個世代的負擔。為了實現這個目標，今後我仍然會繼續努力地把重要的健康資訊傳播出去。

二〇二一年五月吉日

石黑成治

附錄

「石黑醫師健康教室」之會員見證

F女士　四十七歲　現居千葉縣
Y女士　六十五歲　現居大阪府
A女士　四十九歲　現居岐阜縣
S女士　三十九歲　現居埼玉縣

——感謝各位在百忙之中抽空前來參加座談會。為了讓參加石黑醫師健康教室的學員，能把在這六個月所經歷的事情與讀者們分享，所以才特別請各位參加這次座談會。首先想請四位簡述一下，在參加健康教室之前，有哪些健康方面的問題。

二〇二〇年三月，當我在Youtube上搜尋與新冠肺炎有關的資訊時，意外發現了石黑醫師的頻道。起初我只看有關新冠肺炎的影片，但後來發現石黑醫師其他的影片也很有意思，結果在不知不覺中竟然全部看完了。

參加健康教室前，我正因人生有史以來創新高的體重而煩惱不已，當時實在不知道該如何是好。雖然我也嘗試過用自己的方式減肥，但在瘦了二到三公斤之後就打住了，隨後就陷入「體重再也回不去了」的絕望中。於是，我就參加了包含一個月斷食的「健康習慣二十八天」課程。

十七年前我的丈夫因胃癌過世了，從那之後，所有與健康有關的事物都會吸引我的注意。後來回想起來，過去如果能在丈夫的飲食方面多用點心思該有多好。雖然當時我也想為他做點什麼，但卻只能如無頭蒼蠅般徬徨慌亂。

過去幾年，儘管我看過不少有關健康類的節目和書籍，也經常覺得「這個好像不錯」、「那個也很好」，但所獲得的終究都是片斷而零散的知識。而且還會不時擔心如果年紀越來越大，會不會在哪一天，變成是自己倒下去。

但就在我看了石黑醫師的Youtube頻道後，真心覺得「這位醫師所說的可都是事實啊！」因為在Youtube上有許多都是華而不實的影片。

隨後我在加入的LINE群組中看到了「健康習慣二十八天」課程的訊息，就立刻報名參加了。

我會加入這個課程的原因有兩個。其一是從讀國中時就深受便祕之苦，到了現在已年近半百，覺得如果再不解決這個問題，可能會對健康帶來巨大的負面影響。

其二是自己在工作以後，健忘的情形變得越來越嚴重了。

之前我曾極度缺乏自信，整個人彷彿烏雲罩頂，總覺得再不做點改變，自己真的會出問題。因為石黑醫師是大腸科的醫師，也是讓我注意到他的原因之一。所以當知道有開班授課之後，我立刻就報名參加了。

其實我很容易受到他人影響，而且總覺得自己很弱。沒想到在參加這個課程後，醫師連我們的精神情緒層面也照顧到了，真是令人意外又感謝。

我在公司裡負責與健康管理及指導的相關工作。但最近因為工作中有關如何處理「心理健康」的部分比例增加，所以我也得做健康諮詢方面的業務。雖說我對於健康指導的工作做起來還算駕輕就熟，但在營養學方面的知識並不充分，所以缺乏「指導」別人的信心，甚至還開始自我懷疑。這樣的情況持續了好一陣子。

前些日子因偶然的機會，我和朋友一起嘗試了斷食，但因為實行的過程太過草率，反而搞壞了身體。當時我覺得這樣下去可不妙，所以開始搜尋「究竟何謂斷食」的相關資訊。就在那時，朋友向我介紹了石黑醫師，而這也成為我想學習「腸活」的契機，進而參加了健康教室。

——接著想請四位分享，經過這六個月後所產生的變化。

我從六十三公斤瘦到五十三公斤。之前我曾嘗試以喝酵素飲料的方法減重，結果瘦下來後又復胖。在這樣反覆循環的過程中，反倒變成了易胖體質。

在參加健康教室前，我一心只想著要怎麼做才能瘦下來，但在參與課程之後，卻無痛減重成功了。

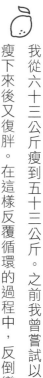

過去我曾有暈眩、腰痛以及肩膀僵硬等問題，但在參加健康教室後，這些問題都神奇地消失了。另外，甚至連困擾我的膀胱炎，也不再復發了。

然而對我來說，參加健康教室最有意義的地方，莫過於自己的心態轉變為「我不會生病」了。以前我還曾為擔心罹癌而惶惶不安，但如今這種恐懼已從我的腦海中消失，不安的情緒也煙消雲散，重拾自信這件事對我來說真的影響很大。

最大的改變在於我如何看待便祕這件事。我學習到要想解決便祕的問題，就得注意自己的飲食、運動習慣、姿勢、壓力管理及睡眠狀況，缺一不可。

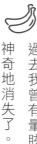

雖然坊間有不少以「簡單易懂」為噱頭，在市場上大受歡迎的商品，然而它們其實都對健康幫助不大。儘管我的便祕問題仍沒有完全解決，但和過去相比，已經有很大的改善。

參加健康教室讓我瘦了大約六公斤，希望接下來還能繼續瘦下去。

過去我曾為異位性皮膚炎所苦，但就在上課期間，不知從什麼時候開始，就不用在患部塗藥膏了。

先前我也曾和朋友以土法煉鋼的方式執行斷食，結果把身體搞出問題，但在石黑醫師的指導下，總算是成功了。果然做一件事還是要有理論基礎比較妥當。

另外，能近距離觀察到石黑醫師關心學員們的樣子，是另一個有意義的收穫，對我所從事的職業性質和工作方式也產生了影響。

——接下來要請四位分享一下，印象最深刻的課程內容。

課程中讓我印象最深刻的是「笑顏練習」、「冥想」以及「感謝日課」。我還真沒想到，這些項目會是健康教室的課程。畢竟這些內容和石黑醫師給人的形象有點差距，而且看起來也與健康無關。過去我從來沒有做過「笑顏練習」，但看到其他學員的表情在練習過程中變得越來越柔和，確實讓自己上了一課。

在六個月這個不算短的課程期間裡，石黑醫師一直陪伴在我們身邊，大家共同度過這段時光真的很有意義。如果課程只有短短一、二個月，我相信即使參加，也不會帶來改變，更無法養成習慣。

總之，參與健康教室的這些日子，對我來說真的很可貴。

因為我很怕酸，所以早上要我喝檸檬水真的是太難受了。幸而有課程規定的約束力，最終我還是把檸檬水喝了下去，若沒有課程的鞭策，我相信自己一定做不到這件事。其實上個星期家裡的檸檬用完時，我原本有過想要偷懶一下的念頭，但也知道如果這麼做肯定會破功。

當團體一起行動時，能讓自己感受到「原來我並不孤單」，這點相當重要。當我一想到「自己不想成為脫隊的那個人」，再加上看到其他學員雖然也都有各自的煩惱，卻依然努力配合課程的要求時，我就會提醒自己絕不能輕言放棄。

我參加健康教室時，剛好過敏性皮膚炎也有點嚴重。當時光是想要減少一點生活中的壓力都覺得很吃力了，根本沒有餘力做什麼「未來冥想」……

雖然課程初期我的狀況並不是很好，但看到其他人每天臉上表情的變化，我決定也要以笑容面對挑戰。謝謝各位同學的幫忙，讓我度過了六個月快樂的時光。

石黑醫師健康教室裡的課程設計，相當注重學員之間的整體感，這是其他健康教室很難做到的地方。

我印象最深刻的是「斷食」這部分，大家每天都要記錄心得，在看到其他學員所寫的感想後，自己也會產生見賢思齊的心情。

另外，石黑醫師一直強調精神護理的重要性。還有「未來冥想」也是我最感興趣的活動。

——在健康教室裡學習體驗到的事情，有哪些是你們今後會與他人分享的？

我身邊的朋友都對我說：「妳是怎麼瘦下來的啊？」或「妳吃的食物好像跟以前不一樣了耶！」他們對這些事很感興趣。日後當我遇到關心健康的人時，我會把自己知道和身體力行的健康觀念與他們分享。

過去，「如果身邊的人罹癌，我該怎麼做……」這種想法一直縈繞在我腦中，揮之不去。但現在我的想法已經變成「該怎麼做才能預防癌症？」我想告訴身邊的朋友，雖然我已經六十五歲了，但到了這個歲數，人生還是有可能有所改變。

健康教室的經歷讓我養成了運動的習慣，身體狀況也得到改善，而且連心理層面也變堅強了。我想要像現在這樣，繼續改變自己的身體。

因為待在公司裡的時間和可用的資源都有限，所以目前我正在研究，如何設計一個能以線上群組參與的方式，讓公司的員工都會樂於參加的健康活動。

在公司之外，我也想透過以個人輔導的方式，來推廣石黑醫師所傳授的健康知識。在個人生活方面，我想要瘦身，變得更苗條些，這樣我就能穿上自己喜歡的衣服，享受一下時尚的感覺了。

——最後想請各位談談，你們對石黑醫師的感想。

「嚴肅」大概是一般人對醫師所抱持的既定印象，但石黑醫師卻比我想像的還要親切呢。

在我過去的認知裡，醫學界對「冥想」、「笑顏練習」和「自我肯定」這類事情並不太感興趣。但我認為，石黑醫師似乎正在以他廣博的知識為基礎，試圖打造一個新形態的醫學觀。

讓我印象最深的是，原來石黑醫師是個「肌肉男」啊。有時不經意瞄到石黑醫師時，我都會覺得老師的體態維持得真好。由此可以感受到，石黑醫師在追求「什麼是真正的健康」時，那種認真的態度。

一般人在接受醫師的指導時，很容易會出現明顯上對下的關係。但石黑醫師不同，他總是陪在學員身邊，也和大家一起參與健康教室的活動。像這樣能自然與病人或學員互動的醫師並不多。我很佩服石黑醫師的人品以及與人相處時的應對能力。

——謝謝各位的發言。我真的很幸運，每一位參加健康教室的學員都那麼積極努力。在生活中，會有「我想試試看」，並真的付諸行動的人並不多。一般人只會接受自己想要看到和想聽到的事物。

但我確實感受到，大家在活動參與的第一、二天、三天後，自己過往的人生經歷已經開始改寫了。如此再經過一個月以至於六個月後，幾乎每個人的思考方式都發生了改變。藉由半年左右的時間，大家經歷了一場脫胎換骨，這些都可以從今天每個人的發言中得到證實。

雖然我個人的能量有限，但今後仍希望能和大家一起針對「健康」這個主題，繼續研究與實踐下去。最後再次感謝大家能參與為期半年的活動，並撥冗參加此次座談會。大家辛苦了。

CS00177

少食生活：
吃少一點，變瘦一些，活久一點，讓頭腦與身體變年輕的活力飲食法

作　者—石黑成治
譯　者—林巍翰
主　編—郭香君
責任企劃—張瑋之
封面設計—李佳隆
內頁排版—新鑫電腦排版工作室

編輯總監—蘇清霖
董 事 長—趙政岷
出 版 者—時報文化出版企業股份有限公司
108019台北市和平西路三段二四〇號七樓
發行專線—（〇二）二三〇六—六八四二
讀者服務專線—〇八〇〇—二三一—七〇五
（〇二）二三〇四—七一〇三
讀者服務傳真—（〇二）二三〇四—六八五八
郵撥—一九三四四七二四時報文化出版公司
信箱—10899臺北華江橋郵局第九九信箱

時報悅讀網—http://www.readingtimes.com.tw
綠活線臉書—https://www.facebook.com/readingtimesgreenlife
法律顧問—理律法律事務所　陳長文律師、李念祖律師
印　刷—勁達印刷有限公司
初版一刷—二〇二三年一月十三日
初版六刷—二〇二三年十月三十日
定　價—新臺幣三三〇元

時報文化出版公司成立於一九七五年，
並於一九九九年股票上櫃公開發行，於二〇〇八年脫離中時集團非屬旺中，
以「尊重智慧與創意的文化事業」為信念。

少食生活：吃少一點，變瘦一些，活久一點，讓頭腦與身體變年輕的活力飲食法 / 石黑成治 作；林巍翰 譯. -- 初版. -- 臺北市：時報文化出版企業股份有限公司, 2023.01
面；　公分.

ISBN 978-626-353-327-1（平裝）

1. CST: 健康飲食　2. CST: 健康法

411.3　　111020905

ISBN 978-626-353-327-1
Printed in Taiwan